19種有趣的減重遊戲 + 45道營養的健康餐
讓孩子輕鬆甩掉胖胖腿、肥肥肚

胖小子
動動操！

孩子再這樣胖下去就糟了修訂版

蕭敦仁診所院長·減重權威名醫
蕭敦仁 ◎著

半月工作室 ◎採訪撰稿

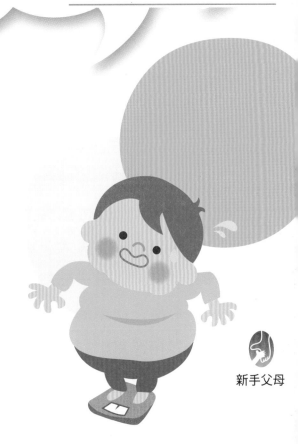

新手父母

CONTENTS 目錄

● ● ● ● ● ● ● ● ● ● ● ● ● ● ● ● ● ●

Part 1
〔觀念篇〕你家的小孩為什麼會胖？

Part 2
〔吃喝篇〕蕭醫師的兒童健康減肥食譜

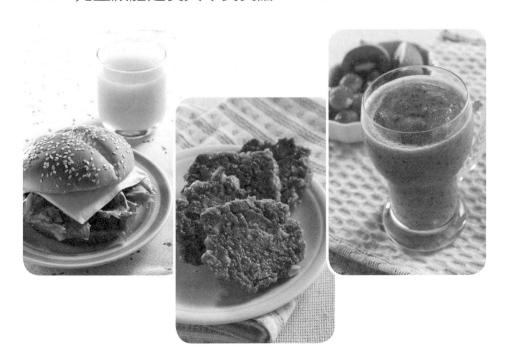

Part 3
〔玩樂篇〕蕭醫師的兒童減肥健康運動

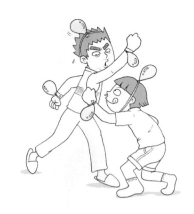

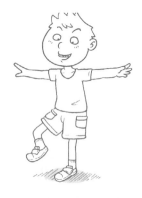

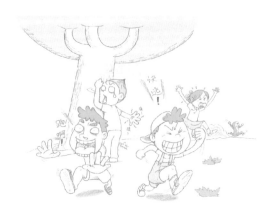

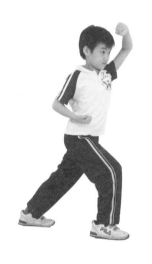
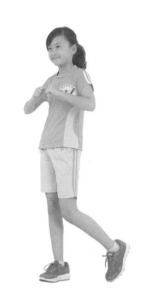

Part 4
〔附 錄〕蕭醫師的兒童減肥情報「讚」

父母師長的參與，是兒童減肥的成功關鍵

◎張培鑫

　　不少研究顯示兒童肥胖跟父母親肥胖有相當關聯性，這當中固然有不可改變的遺傳因素，但仍有相當部分是來自親子間共同的飲食習慣及生活型態，可喜的是，這一部分可經由教育來改變。每個人都有「積沙成塔」的觀念，身為兒童腸胃科醫師的我，更是不忍心看著未來的主人翁們，因為不正確的生活習慣，經年累月的囤積脂肪，由兒童肥胖進入成人肥胖，進而影響到不同器官及系統的健康，造成了各式各樣的成人慢性病，成為個人及公共衛生的沉重負擔。

　　還記得去年七月，蕭敦仁醫師跟我說，他打算從減肥專科醫師的角度，寫一本兒童減肥書，屆時要請我這個小兒科醫師為該書寫推薦序。我跟蕭醫師從廿二年前於衛勤學校受訓時分發在同一個連隊開始，就認識至今，他可說是近十年來，少見的會主動關注「兒童肥胖」這個公共衛教議題的非小兒科醫師。因此，基於公私情誼，當時我立即答應：「我將拭目以待您的大作。」事隔一年，這本書終於熱騰騰的出爐。

　　這本兒童減肥書，是蕭醫師專為家中有小孩肥胖問題的父母們

而寫的。其實，從事減肥的專科醫師都知道，兒童減肥想要成功，除了要灌輸小孩減肥及營養攝取的正確觀念之外，父母也要一起參與，因為，沒有父母愛的支持和共同營造減肥環境與減肥氛圍，兒童減肥是注定要失敗的。

本書除了闡述父母為何是兒童減肥成功的重要關鍵之外，還頗有創意地提出用「吃喝」「玩樂」的另類觀念，取代傳統「飲食控制」「多做運動」的教條，教小孩在「吃喝玩樂」中減肥，讓他們在不排斥減肥的情況之下，達到健康享瘦的最後目的。

另外，本書還提出四點父母必須注意的兒童減肥事項，其內容大意分述如下：

一・及早發覺小孩肥胖問題

門診時最常看到的就是父母親常常有意無意忽略兒童肥胖的狀態，老把白白胖胖當成健康，錯把過多的熱量當成正常，因而使小胖變成大胖，驀然回首才驚覺到家中的小寶貝，已經再也抱不動了！由於，兒童的 BMI（身體質量指數）標準值會隨著年齡增加而改變，因此，為人父母的可以藉由本書附表，及時了解兒童的健康狀況。

二・不良的生活習慣，是造成小孩肥胖的主因

所謂知己知彼、百戰百勝，經由書中的說明，父母可協助家中小孩了解造成自己肥胖的生活及飲食習慣，然後對症治療，並且由父母帶頭，以身作則做對的行為、吃對的東西，以便有效改善小孩肥胖的情形。另外，父母亦能經由教育小孩正確的減肥觀念，改變自己的生活與飲食習慣，跟著家中的小孩一起健康享瘦！

三・不能將成人減肥的方法套用在兒童身上

因為兒童肥胖不同於成人，兒童還會長高，不能像成人減肥一味地限制熱量，父母必須依照書中，已經由營養師計算好熱量的減肥食譜，讓自己的小孩吃得飽、吃得好、吃得健康，使得身高成長速率大於體重增加的速度；另外還要依照書中，經由體能教練精心設計的「親子健康瘦身 game」，帶領小孩進行適當的運動，如此一來，不僅可以避免因為肥胖因素造成的運動不便，因而使肥胖的情況更加惡化，而且還可引導身體能量由「橫向發展」轉為「向上拉高」（自然調整 BMI 回到正常）。

四・「老師」是兒童減肥成功的另一個關鍵

兒童一天 24 小時裡，在學校的時間至少占了 1/3，兒童的行為深受師長及同儕影響。很多父母親都有很深的感觸，有時老師一句話，勝過父母十句話，所以如果能透過老師及同學適時的鼓勵，更能讓兒童減肥事半功倍。

最後，對於從事兒童減肥的醫療人員而言，兒童減肥最大的挫折，不只來自父母的輕忽與不在意，更因為兒童本身並沒有像成人一樣有強烈的減肥動機，因此想突然改變兒童原本盡情吃喝的飲食習慣，以及要改變兒童「只要能躺就不想坐、只要能坐車就不想走路」的生活習慣，必然會讓兒童在本能情感上產生厭惡，反而影響其日後自動自發關心自己體重的意願。

因此，基於以上兒童對減肥會產生的排斥心理，作者蕭醫師提出他自己這些年精心研究出的「兒童 5C 減肥法」，亦就是期望藉由「觀念的改變」、「關係的改變」、「習慣的改變」、「飲食的改變」以及「運動的改變」，讓兒童化被動心態為主動，持之以恆地在父母、師長以及減肥醫師的關心與協助之下，做好自我體重管理。而擁有健康、快樂的下一代，正是社會國家之福，在此將這本好書，推薦給所有的父母及師長。

（本文作者為小兒腸胃科專科醫師）

用吃喝玩樂幫兒童減肥

2010 年與國華兄合作出版了《減掉脂肪，才是關鍵》的減肥工具書後，我們便一直在討論，國內家長似乎更需要一本「兒童減肥書」，但書的中心思想一直到今年過年，出現較為完整的雛形，開始著手進行書籍內容的撰寫。

如今書即將完稿，之所以花了這麼長的時間架構，回想起來原因只有一個──「兒童減肥」的典範尚未出現！世界上各國、各地區、各種族成功防治兒童肥胖的成功案例太少，在減肥門診也是如此，面對沒有減肥動機的兒童而言，成功並不容易！

直到前陣子，媒體報導新加坡政府所實施的「入伍役男肥胖比例增加，則重罰家長與畢業學校的政策」奏效，總算讓我找到了一個成功典範，質其精義，也就是讓該負責的人負責，自然容易成功。另一個成功案例是，美國內帕維市國高中生因為體育課的改變，讓其學童肥胖盛行率全美最低，這也大大地激勵了我們。

從事肥胖治療這 12 年來，最常被問到的問題就是：「兒童肥胖要緊嗎？」「小朋友多重才算胖？」「小孩太胖要怎麼處理？」而問問題的人，有時是媒體記者，有時是電視節目主持人，當然更多時候是憂心的家長，本書將就以上問題，逐一詳實的回答，目的在讓家有「胖小子」的家長不再迷惘，只要照著做，所有「兒童減肥」

的問題，就可迎刃而解。

　　本書共分四章，第一章為「**觀念篇**」，藉由將兒童肥胖的診斷、病因、健康危害、及防治模式說明清楚，希望能給家長們一個較清楚的觀念，知道為何會如此，以及應該怎麼做！而當然最重要的也就是「兒童減肥 5C 概念」的闡述。

　　第二章為「**吃喝篇**」，在「吃的」部分提供了七套兒童減肥早餐、七套減肥健康套餐、十種十分鐘就能完成的兒童減肥簡餐，以及十種十分鐘就能做好的低熱量點心；在「喝的」部分則設計了十種五分鐘就能完成的蔬果汁；書內所提供的兒童減肥之飲食建議，期待家長能充分運用。

　　第三章「**玩樂篇**」，在「玩的」部分，設計了五種「臥室版」、五種「客廳版」、五種「公園版」以及五種「武術版」的親子健康瘦身 game；在「樂的」部分則分別設計了「功夫瘦瘦操」和「生肖瘦瘦舞」的兒童減肥韻律舞。

　　第四章**附錄**，則是附上全台灣的兒童減肥門診一覽表、學校營養午餐健康減肥參考食譜、常見零食點心熱量參考表，更精心為讀者整理出各大類食物的中高低熱量參考表。

　　去年，體重觀察家運動減肥中心正式掛牌營業，這是台灣第一家與醫療院所合作的減肥中心，在本書的製作上，與體重觀察家的李姿儀總營養師，及陳建國運動教練合作，在國華兄的創意發想下，

提出了兒童在「吃喝玩樂」中減肥的概念，在此特別謝謝他們的協助。而幾位小模特兒是診所同仁三玫、欣怡的子女，以及姿儀的姪女，他們可愛的模樣，讓本書增色不少。當然，原水出版潘玉女主編的催促以及國華兄和思涵的規劃與協助潤稿，也是重要關鍵，一併在此表達感謝之意。

民國 100 年是國健局推動「台灣腰動動（100），全國減重600 噸」的行動年，值此時機出版此書，希望讓肥胖防治工作能由成人往前推至兒童體重管理，甚至孕婦體重管理，讓肥胖防治網更完備，國人更健康。

蕭敦仁

2011 年 6 月于桃園

PART

1

〔觀念篇〕
你家的小孩
為什麼會胖？

胖小孩的肥胖原因

遺傳及環境因素，是兒童肥胖最重要的兩大因素。

遺傳因素

各國研究顯示，父母一方肥胖，則小孩長大後肥胖的機率為 40～50%，而若父母雙方皆胖，則小孩長大後肥胖的機率 70～80%。

年紀越小的兒童，受父母遺傳之影響越大。因為基因是父母給予，而飲食活動也完全由父母安排，一直到上幼兒園才開始有外來因子的介入，因此年齡越小的小孩受父母影響越大。

環境因素

包括家庭、學校以及社會的飲食環境和運動環境。根據相關統計數據，肥胖比率在這 50 年內急速上升，但基因的變更是不會這麼快的，故較可能原因為環境發生重大改變；究竟是什麼環境改變讓肥胖盛行率居高不下？從飲食環境之速食餐飲、含糖飲料盛行以及份量增加，一直到工業化後運動環境改變之出門有車、上下樓有電梯……等等，皆是現今肥胖兒童急速增加的主因。

蕭醫師的享瘦叮嚀

1997 年哈佛大學公衛學院發表在《新英格蘭醫學雜誌》(NEJM) 的論文，主要發現年輕成人肥胖與否與他在嬰幼兒期、兒童期、及青少年期的肥胖有關；當然父母親是否肥胖也是原因之一，可見小孩胖不胖對未來成年是否肥胖有很深的關係。

由兒童時期肥胖及父母肥胖預測成人肥胖症危險性

肥胖狀況 歲	孩童時期肥胖與否（後天環境）	父母一方肥胖（先天遺傳）	父母雙方皆肥胖（先天遺傳）
	有肥胖者 vs. 無肥胖者	父母有一方肥胖者 vs. 父母無肥胖者	父母雙方皆肥胖者 vs. 父母無肥胖者
1～2	1.3	3.2	13.6
3～5	4.7	3.0	15.3
6～9	8.8	2.6	5.0
10～14	22.3	2.2	2.0
15～17	17.5	2.2	5.6

（表頭橫跨欄：21-29 歲年輕人罹患肥胖症之相對危險性）

註：表中數字為年輕成年人罹患肥胖症之相對危險性。

說明：

　　本表是從兒童時期肥胖及父母肥胖與否，來預測兒童長大後（21～29 歲）罹患肥胖症的相對危險性。

　　例如，張先生有一個四歲小孩，因體重過重被醫師診斷為肥胖症，而張先生的鄰居趙先生也有一個四歲的小孩則為正常體重，張先生的小孩在長大後（21～29 歲）的肥胖機率就會比趙先生的小孩大 4.7 倍（見表格 3～5 歲的「孩童時期肥胖與否」欄位）。

　　另外，如果張先生或張太太，其中有一人是肥胖者，而趙先生與趙太太皆為正常體重（沒有肥胖），張先生的小孩在長大後（21～29 歲）的肥胖機率就會比趙先生的小孩大 14.1 倍（4.7×3.0 ＝ 14.1；見表格 3～5 歲的「孩童時期肥胖與否」與「父母有一方肥胖者」欄位）。

　　最後，張先生與張太太如果皆屬肥胖者，而趙先生與趙太太皆為正常體重（沒有肥胖），張先生的小孩在長大後（21～29 歲）的肥胖機率就會比趙先生的小孩大 71.91 倍（4.7×15.3 ＝ 71.91；見表格 3～5 歲的「孩童時期肥胖與否」與「父母雙方皆肥胖者」欄位）。

01 胖小孩的肥胖原因

脂肪細胞的肥胖類型

體脂肪囤積於體內的形式有兩種：

● 脂肪細胞增生型肥胖

是指脂肪細胞數目增加，且脂肪蓄積於其中的肥胖；通常是發生於幼兒時期。

● 脂肪細胞肥大型肥胖

是指原本就存在的脂肪細胞，因儲存脂肪，以致其尺寸變大的肥胖；通常是出現在成人以後。

雖然近年來普遍認為，一部分的脂肪細胞會於一生中經常地增加，可是大部分脂肪細胞是在以下的三個時期增加：

● 懷孕末期

當懷孕最末三個月，母體所攝取的熱量過多時，胎兒的脂肪細胞數目就會增加。

● 出生後一年

在這期間若是攝取過多熱量時，會使嬰兒的脂肪細胞數目增加。

● 青春期

在這時期，若是攝取過多熱量時，會導致脂肪細胞數目增加。

兒童減肥要從零歲開始

兒童減肥必須從零歲開始，而體重控制則是一生的功課。

　　近年來，全世界肥胖人口逐年上升，究竟是因為內科醫師對肥胖成人處理不當，或是因為小兒科醫師未做好衛教，造就小胖子太多，以致於長大後成為胖子？專家對此議題多有探討，目前甚至將研究目標更往前推進到胎兒在母親的子宮時期，以了解是否出生前就能預測其變成「胖娃娃」的命運。

　　在各國研究中發現，孕前體重過重、孕期體重上升過多、出現妊娠糖尿病，嬰兒出生時體重過重及出生後使用配方奶、或母乳哺育時間過短等，都與小孩出現肥胖症及代謝症候群等慢性病有關。

　　但為何子宮內環境及嬰兒時期之飲食內容對體重影響這麼大？除傳統遺傳及環境因子外，最為各國學者推崇的理論為德國柏林洪堡大學（Humboldt University）的杜納（Gunter Dorner）教授在三十年前即提出之代謝程式設定（metabolic programming）最讓人印象深刻，他強調人類在生命早期所接觸之荷爾蒙、代謝物及神經傳導物質，會對神經發育及代謝功能造成影響，也就是發育早期之環境與基因產生交互作用，而這些因素會影響成年後之健康狀態。

　　2009 年澳大利亞一篇「長期出生世代研究」發現，母體懷孕前身體質量指數（BMI）較高者，會造成孕期體重上升較多，而孕期

體重上升較多，小孩到 21 歲時 BMI 較大，而小孩 21 歲時之 BMI 與其血壓高低成正比，這個研究結果證實母體環境對小孩影響巨大。

因此，每當有人問我：「兒童減肥必須從什麼時候開始？」我都會不假思索地答道：「兒童減肥必須從零歲開始，而體重控制則是一生的功課。」

此外，胎兒在出生前後，如果有以下幾種因素，其成為一個「胖娃娃」的機率，相對地也會變得更高。

母親懷孕前肥胖

多數研究發現，母親孕前若肥胖或過重，子代比較容易出現巨嬰（指出生體重大於 4000 公克），而巨嬰未來發展成胖小孩及肥胖成人的機會也較大。可見為了下一代著想，孕齡婦女應讓自己體重控制在合理範圍，如此一來，不僅受孕較容易，對下一代的健康也較好。

母親懷孕後體重增加過多

懷孕末期的胎兒，若營養過剩，便會促進脂肪細胞過度增生，因而成為一生都容易肥胖的體質，故肥胖防治必須自懷孕期間（胎兒期）開始著手。

胎兒在母體子宮內之體重增加幅度大

美國國家醫學學院（Institute of Medicine，簡稱 IOM）曾對美國婦女於懷孕期間體重增加的幅度提出建議：孕前 BMI 小，建議孕期體重增加多一些，反之則建議增加量少一點，這種建議最早於 1993 年推出，在 2009 年又做了一次修正（如下表），但內容大同小異。

有許多流行病學研究顯示，只要依照 IOM 的建議來增加孕期體重，周產期的狀況較佳，也就是生產時母子均安機率較大，同時母親與嬰兒在日後肥胖的機率均較低。國內產科似乎也應該將此項建議運用於產檢時，讓產婦的體重控制從受胎時就開始。

IOM 建議懷孕期體重增加數

IOM 1993		IOM 2009	
孕前 BMI	懷孕期建議增加體重量（公斤）	孕前 BMI	懷孕期建議增加體重量（公斤）
< 19.8	12.5～18	<18.5	12.5～18
19.8～26	11.5～16	18.5～24.9	11.5～16
26～29	7～11.5	25～29.9	7～11.5
> 29	≦6	≧30	5～9

02 兒童減肥要從零歲開始

在已知母乳哺育之嬰兒至入學年齡時，肥胖機率較使用配方奶者低 15 ～ 25% 後，歐洲跨國兒童肥胖臨床試驗研究小組在對使用配方奶一年後之嬰兒隨機分配後，給予高蛋白或低蛋白配方奶一年，結果在 2 歲時使用較低蛋白配方奶之幼兒體重降至使用母乳哺育幼兒的水準，因此德國學者提出早期蛋白假說（early protein hypothesis），甚至進一步建議世界衛生組織（WHO）對嬰兒配方奶之組成改為低蛋白政策。

出生後是否接受母乳哺育

以母乳餵哺的小孩，其肥胖傾向會比用配方奶餵哺的小孩來得低；德國學者研究顯示，哺乳期間越長，則小孩於 6 歲入學時肥胖的機率就越低。若不得已需用配方奶，也要用較低蛋白含量之奶粉，以降低肥胖的機率。

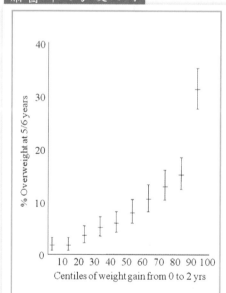

橫軸為嬰幼兒 0 至 2 歲體重上升的百分位，而縱軸是 5 至 6 歲小學入學時肥胖的百分比，明顯可見嬰幼兒體重上升太多，入學時成為「小胖」的機會就會增加；例如，在 100 個 0 至 2 歲的嬰幼兒當中，增加體重最多的前十名（見表格橫軸 90 處），在 5 至 6 歲小學入學時，被診斷為過重的機率則會超過 30 ％（從表格橫軸 90 上方的區間線中心點，向左對向縱軸的百分比則為 30）。

此研究總共觀察 4,235 位德國小孩，論文發表在《小兒科和青春期醫學檔案》（Arch Pediatr Adolesc Med 2004;158：449-52）。

嬰幼兒期體重上升過多

除了遺傳因子以外，德國做過一系列有趣的兒童肥胖研究，發現 0 至 2 歲體重增加越多的小孩，在小學入學時肥胖的增加機率就越大，因此父母親在小孩嬰幼兒時期，仍然不可放鬆，要注意體重上升不要超標，否則小孩就讀小學時「重」人一等的機會就會變大！

蕭醫師的享瘦叮嚀

魯斯（Loos）等人在 2005 年《肥胖研究》（Obesity Research）上所發表的人類肥胖基因回顧文章指出，目前被證實與肥胖症相關之基因共有 600 多種，分屬於以下三種型態：單基因肥胖症、與肥胖有關之遺傳症候群及其他與肥胖症相關之候選基因。

1. 單基因肥胖症：如瘦素受體（leptin receptor）突變。
2. 與肥胖有關之遺傳症候群：如威普二氏症候群或稱威利小子（Prader-Willi Syndrome）。
3. 其他與肥胖症相關之候選基因：大部分兒童肥胖之原因中，各種肥胖易感基因的交互作用才是最常見的狀況，而富裕環境仍是不可或缺的致病因子。

第 1、2 類基因突變造成之肥胖症所占比例雖不高，但很嚴重，還好這兩類肥胖症在年紀很小時就會很胖，後者還會出現症候群之相關病癥，因而容易引起家長注意，進而作為醫師診斷的依據。

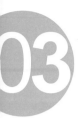

小孩幾公斤才算胖？

目前以 BMI（身體質量指數）為基準的兒童肥胖定義，最易於了解。

　　隨著肥胖醫學的進步，我對「小孩要胖到幾公斤才算胖？」這個問題的回答，也逐漸改變，2001 年以前，國內並無兒童肥胖的標準，因此多用所謂的百分位概念回答，也就是同齡小朋友中體重第 85 百分位以上稱為過重，而 95 百分位以上稱為肥胖；也有國內學者提倡「重高指數」(Weight-for-Length-Index)，但這些定義不好理解。到了 2002 年，衛生署正式公布以 BMI（Body Mass Index，身體質量指數）為基準的兒童肥胖定義，才讓被一些醫學專業術語搞昏頭的家長，逐漸了解自己的小孩，到底胖到幾公斤才算胖？

　　下表中 BMI ≧ 某數字為過重或肥胖，但是這些數字如何換算成實際公斤數呢？因為每個小孩身高不同，因此無法一一列出，試舉例如下：

　　王太太的小兒子今年 12 歲，身高 150 公分，究竟胖到幾公斤才叫做過重？以及胖到幾公斤才叫做肥胖呢？

　　查閱右表得知，12 歲男孩 BMI ≧ 21.5 為過重，而 BMI ≧ 24.2 為肥胖，而 BMI 21.5 及 24.2 各為幾公斤呢？

　　對王小弟而言，身高 150 公分，也就是 1.5 公尺，BMI 為 21.5 時的公斤數 =（身高）^{2} ×（BMI）=（1.5）^{2} ×（21.5）=

48.38，而王小弟 BMI 24.2 時的公斤數為 $(1.5)^2 \times 24.2 = 54.45$，因此王媽媽就必須注意不要讓王小弟的體重超過 47.7 公斤，而一旦超過 54.45 公斤就要拉警報啦！

以 BMI 來評估肥胖標準

年 齡	過 重（BMI ≧）		肥 胖（BMI ≧）	
	男生	女生	男生	女生
2	17.7	17.3	19.0	18.3
3	17.7	17.2	19.1	18.5
4	17.7	17.1	19.3	18.6
5	17.7	17.1	19.4	18.9
6	17.9	17.2	19.7	19.1
7	18.6	18.0	21.2	20.3
8	19.3	18.8	22.0	21.0
9	19.7	19.3	22.5	21.6
10	20.3	20.1	22.9	22.3
11	21.0	20.9	23.5	23.1
12	21.5	21.6	24.2	23.9
13	22.2	22.2	24.8	24.6
14	22.7	22.7	25.2	25.1
15	23.1	22.7	25.5	25.3
16	23.4	22.7	25.6	25.3
17	23.6	22.7	25.6	25.3
18	23.7	22.7	25.6	25.3

BMI 為 Body Mass Index 之簡稱，中文翻譯為身體質量指數。計算方式為體重除以身高平方，其中體重以公斤為單位，身高以公尺為單位，所以 BMI 的單位是 kg/m^2。

例如身高 161 公分，體重 55 公斤的人，其 BMI = $55 \div (1.61)^2$ = 21.2。

判斷兒童肥胖的方法，除了利用上述的 BMI 值之外，還可以用體脂率的方式來判斷兒童是否肥胖。

目前市面上有一種體脂肪計，是利用身體電阻大小的測量來換算體脂肪率的方法，稱之為生物電阻測量法（Bioelectric Impedance Analysis，簡稱 BIA）。由於其方便性優、價格低、準確度可接受，因而成為市場主流而被普遍使用。

這種方法的原理簡單來說，是將身體分為「導電」與「不導電」兩部分，能導電的是肌肉、血液及其他組織，而不導電的是脂肪組織；將微弱電流通過人體，透過脂肪不導電、筋肉中水分導電之特性測出電阻，再利用迴歸公式換算出人體脂肪率；原則上脂肪愈高，電阻愈高，相反地，若脂肪較少，電阻也會較低。

測量時，受測者必須脫去鞋襪，雙腳平穩站於電極片上，很快即可測出體脂率，這種方法非常方便，目前廣為各大醫院減重門診及瘦身中心所使用。有許多廠商更推出簡便家用型體脂儀，對於減重者是很好的輔助工具，但若要使用於兒童，則需要挑選年齡許可範圍較寬的機型。

蕭醫師的享瘦叮嚀

體脂率的重要性

體脂率意指身體重量中有多少百分比由脂肪所構成，單位是 %，但一般在大規模的流行病學調查中，測量體脂率是耗時、較昂貴的，因此多採用 BMI 來評估肥胖與否，但是在個別醫療時，若可測量出體脂肪率，更可表現出健康風險的大小，因為真正危害人體健康的是比率過高的脂肪組織。

小時候胖，長大一定胖？

80% 的兒童肥胖會轉換為成人肥胖，而成人肥胖會影響心血管疾病或代謝症候群。

台灣地區兒童肥胖狀況如何呢？教育部在 2008 年進行了一次全國中小學生體位調查，結果國小過重及肥胖者有 25%（男生 28.6%，女生 21%），國中過重及肥胖者有 27.1%（男生 31.8%，女生 22.2%），整體平均我國兒童、青少年的肥胖盛行率是 26.8%，這比率較前幾年之調查高出許多，也遠比我們的近鄰，包括日本、韓國、新加坡，甚至海峽對岸的兒童都重，在世界所有監測國家裡，我國是第 16 重，比起美國不遑多讓。

2010 年年初，美國第

國健局於 2009 年針對兒童及成人共兩萬多人進行調查，以了解各縣市兒童及成人過重及肥胖的情形，其中兒童的過重及肥胖是依照衛生署所公佈的定義做依據；至於成人身體質量指數 BMI 大於 27 為肥胖，BMI 介於 24 及 27 之間為過重。

兒童調查結果發現，過重及肥胖比率低的縣市前三名分別是台北市、台中市及南投縣，過重及肥胖比率高的縣市前三名分別為嘉義縣、台南縣及新竹縣。

至於成人部分，過重及肥胖比率低的縣市前三名分別是新竹市、台中市及台北市，而過重及肥胖比率高的縣市前三名分別為台東縣、高雄市及屏東縣。

這個結果顯示都市人比非都市人瘦，目前國際的趨勢亦是如此。

一夫人蜜雪兒提出以國安高度要求總統歐巴馬簽署備忘錄，對抗兒童肥胖，當然或許有人會覺得這個是小題大作，但是 80% 的兒童肥胖會轉換為成人肥胖，而成人肥胖會影響心血管疾病或代謝症候群，也正是國人最主要的死亡原因，因此，兒童肥胖這個長久以來被大家忽視的議題，其實是一個跟大家有切身關係的課題，必須好好重視和面對。

蕭醫師的享瘦叮嚀

● 已開發國家：鄉村人較胖。
● 開發中國家：都市人較胖。
● 未開發國家：鄉村人與都市人都瘦。

　　這是 2006 年我參加世界肥胖醫學會亞洲論壇時得到的結論。開發中國家是都市人比鄉村人胖，已開發國家是鄉村人比都市人胖，這個統計數據乍看之下覺得很奇怪，但仔細想想，卻發現還頗有道理。

　　因為國家發展都是先都市，後鄉村，所以經濟一發展，都市人富有了，所以胖起來，而此時鄉村人還普遍較窮，因此較不胖；待經濟發展到一定程度，連鄉村都富有時，鄉村人也胖了，但同一時期都市人，已更進一步發展到不只是吃飽，而是要吃好、吃營養、吃健康，因此就比較不胖了，這是經濟與肥胖發展的有趣關連，可見都市人比非都市人瘦的台灣，已是較均富的已開發國家！

「三食」與「三電」的
小孩最容易發胖

飲食習慣及生活型態的改變，讓孩子熱量過剩、運動不足。

三食：偏食、速食、零食，
導致熱量過剩，營養不均衡

學童期肥胖是導致成人肥胖症的主因之一，也是未來誘發慢性疾病的要因。兒童飲食型態的改變，在許多國家研究中，均反映是導致學童肥胖增加的元兇，而許多慢性疾病也是源自兒童期不正常的飲食習慣。

為了了解兒童的飲食形態，找出正確的兒童「營養之道」，衛生署在前幾年特別針對台灣地區國小 6 至 12 歲的學童，進行大規模的營養調查計畫。參與調查的學者指出，學童的飲食型態呈現油脂攝取過多、醣類攝取不足、蛋白質攝取量過高的現象。

另外，維生素 E 與鈣的平均攝取量都低於衛生署建議的膳食營養素參考攝取量，主持調查計畫的學者進一步表示，現在大家一講到兒童肥胖的問題，都以為只要讓小孩不要吃太多就行了，其實，這是很嚴重的誤解，我們應該把「攝入的總熱量」及「維生素、礦物質」等營養素的攝取分開來考慮，才是正確的做法。

研究發現，現代小孩肥胖，原因並不只是吃太多，而是喜歡「三

食」：偏食、速食、零食，導致熱量過剩、營養不均衡，特別是國小高年級更為嚴重，因為這個年紀的小朋友，已經較有自主權，飲食方面深受同儕影響，也較有機會接觸外食或一般所謂的垃圾食物；而外食和垃圾食物所含的必需維生素、礦物質等並不足夠，另外，油脂或糖分等含量可能偏高，加上學童活動量愈來愈少，能量消耗不足，自然造成「虛胖」。

蕭醫師的享瘦叮嚀

學校的營養午餐，經常出現衛生與營養皆不盡理想的情形，建議學童的飲食營養攝取，應進行以下調整：

1. 增加蔬菜、水果的攝取
   以增加纖維攝取，可多選擇深綠色蔬菜。
2. 減少加工食品
   以減少鈉的攝取，減少烹調用鹽與其他調味料，並留意潛藏在湯、豬肉類及其製品中的鈉。
3. 徹底減少攝入肉類之脂肪含量
   以降低飽和脂肪酸、膽固醇的攝取量。
4. 適度增加堅果類及其製品
5. 提高脫脂或低脂乳品的攝取
   以改善鈣與維生素 B_2 的攝取狀況。
6. 增加全穀類的攝取
   改善烹煮方法，適度的用全穀類來煮飯及提供麵食。

在營養教育方面，為避免於低年級就開始以飲料取代乳製品，國內食品營養學者建議對於國小低年級開始進行「多喝乳製品，少喝含糖飲料」的營養介入，並加強學童對肉品與蔬果攝取份數的營養教育。

除了飲食內容的改變，國內學者也建議：

● 在衛生政策上，政府應增強對家長營養教育的提升，包含建立機制，在關鍵時刻教導家長如何滿足孩子 0 至 18 歲的營養需求。

● 學校老師在健康教育的課程設計上，應涵括營養知識。

● 營養師應參與學校營養午餐的規劃，讓學童享受真正營養、衛生又安全的營養午餐。

05

「三食」與「三電」的小孩最容易發胖

三電：電視、電腦、電玩，導致活動不夠、視力受損

三電小孩（電視、電腦、電玩）易導致以下「四不」情形：

● **第一不：不活動時間過長**

● **第二不：運動量不夠**

● **第三不：熱量消耗不足**

● **第四不：對視力造成不良影響**

衛生署國民健康局及國家衛生研究院，於 2005 年完成之國民健康訪問共調查三千多名兒童，結果顯示：台灣地區 3 歲以上、12 歲以下的兒童，休閒活動以看電視、打電腦以及打電玩居多，估計兒童每天有三分之二時間，不是坐著就是躺著，從事的都是靜態活動。

兒童活動時間減少，可能衍生肥胖等健康問題，且長大後易導致高血壓、心血管疾病、糖尿病……等等症狀之發生，加上這些靜態活動多半要近距離用眼，長久以來對視力也造成不良影響。

更有學者研究指出，每天看電視、打電動以及打電腦的時間，大於 2.5 小時者，其發生肥胖症的相對危險性，則是每天小於 2 小時者的 8.3 倍，可見不活動的時間太長，是兒童肥胖的一大隱憂；而研究也發現，少運動的父母比較容易造就少運動的小孩，關於這個問題，頗值得家中有肥胖小孩的家長好好深思。

肥胖是小孩的健康殺手

肥胖是早死的強力預測因子，比血糖、膽固醇、或是血壓異常還高。

2010 年 2 月，《新英格蘭醫學期刊》（New England Journal of Medicine）根據一項追蹤近 5 千名兒童的最新長期研究顯示，若兒童時期肥胖，在 55 歲以前死亡的機率將高出一倍。研究人員諾勒（Knowler）醫師表示，研究結果顯示孩子肥胖是一個需要重視的嚴重問題。

諾勒醫師和同事們長期追蹤 4,857 位在 1945 年至 1984 年間出生的小孩，在研究的期間，他們蒐集了這些兒童的身體質量指數（BMI）、葡萄糖耐受性、血壓、以及膽固醇的數據，在開始研究時，所有的孩子都沒有糖尿病，但在研究過程中，有 559 位罹患糖尿病。

在追蹤時間達一半（近 24 年）時，55 歲之前死亡的人當中，有 166 人自然死亡；有 393 人死於其他原因，例如發生意外或自殺等。

註：自然原因死亡是指包括酒精性肝病、心血管疾病、感染、癌症、糖尿病、急性酒精中毒、以及藥物過量，但與車禍等其他死因無關。

研究人員將參與者依據 BMI 大小分成四組，最後得到的結論是有 28.7％的兒童肥胖，而 BMI 最高的那些兒童在 55 歲以前，因自然原因死亡的比例，比 BMI 最低的兒童高二倍以上。

兒童肥胖的特殊健康危害

而兒童時期肥胖，除了可能出現以上所描述的成人健康危害外，尚有以下幾種特殊的健康危害：

● 骨骼異常：髖關節較易脫位、脛骨彎曲，導致小孩行動不便。

● 女童月經較早出現：可能小於 10 歲。

● 肺功能障礙：易出現氣喘、換氣不足等現象。

● 假性腦瘤：因不明原因的腦內壓升高而出現嘔吐、頭痛等現狀，而小於 20 歲的患者占 15%，其中 90% 為肥胖者。

● 社交與學習差：根據以 6 歲兒童為對象的研究結果顯示，肥胖的小孩容易出現以下現象：

　1. 外在形象：給人懶惰、邋遢、骯髒、醜、笨拙、不能信任的印象。

　2. 人際關係：肥胖小孩比較容易被一般正常小孩排擠，甚至霸凌。

　　林小弟今年 11 歲，身高 161 公分，但體重已 90 公斤，BMI 為 34.8，腰圍 102 公分。林小弟並沒有任何不舒服的症狀，在學校也無適應不良情形，因此毫無減重的動機。

　　但林媽媽擔心兒子健康出問題，於是在 2011 年 3 月將他帶至減肥門診就醫，經過檢查之後，他的新陳代謝檢查報告出現：血壓 130/86 mmHg，肝功能異常，GPT 高達 79 IU/L（正常值為 5 ～ 40），且三酸甘油脂 178 mg/dl（正常值為 35 ～ 160），超音波檢查報告，也顯示已有中度脂肪肝。

　　從以上這些報告顯示，林小弟已出現新陳代謝症候群，而他才 11 歲，可見肥胖對小孩的健康危害實在不小，不可置之不理。

07 預防兒童肥胖的方法

大人小孩一起來，遠離肥胖動起來！

5210 預防肥胖口訣

美國小兒科學會有一個名為「5210」的口號，可供家長用來預防兒童肥胖。「5210」代表的意義是：

5：每天 5 份水果和蔬菜（2 份水果、3 份蔬菜）

2：每天看電視 2 小時以下

1：每天運動 1 小時

0：每天喝的飲料要零卡或接近零卡

3D 兒童減肥守則

● **小 Do：小孩一定要 Do（做）的事**

※ 一定要聽父母的話，培養正確的減肥觀念及體重管理觀念，並配合樂觀積極的執行，以達到體重管理的目標。

※ 一定要聽父母的話，減少食用甜膩、油炸和脂肪高的食物，多吃纖維量較高的食物。

※ 一定要聽父母的話，依身體狀況選擇適合自己的運動種類和方式，遵守 333、343、353 運動守則（請參考第 52 頁）。

※ 一定要聽父母的話，培養多走路、多走樓梯、少坐車及少搭電梯等日常生活的好習慣。

●大 Do：大人一定要 Do（做）的事

※ 父母主動向老師與親友，告知自己的小孩正在減肥的訊息。

※ 身教重於言教，父母有良好的飲食習慣，才能教養出孩子正確的飲食行為。

※ 觀察孩子的飲食特性，找出最適當的用餐時間，而加以固定，並要求成人配合。

※ 讓孩子參與廚房的餐前準備工作，例如：幫忙拿餐具、洗菜等。

※ 菜單內容要多變化，更可將食物做成各種可愛的造型，以引起孩子的興趣。

※ 烹調少用油（不是不用油，因為必需脂肪酸及維生素 E 是重要營養素），適當搭配清蒸、水煮、涼拌的菜餚。

※ 教小朋友吃肉時，養成去掉肥肉的習慣。

●不要 Do：大人和小孩都不要 Do（做）的事

※ 大人不要在孩子面前，批評食物的好壞。

※ 不要只挑自己喜歡的食物吃。

※ 大人不要任意增加小孩的飯量。

※ 小孩每天看電視和打電腦、電玩的時間，不要超過兩小時。

※ 不要在吃飯前發洩情緒。

※ 不要攝取高熱量食物甜點、巧克力、奶油、油炸、油煎、雞皮、五花肉等。

※ 大人不要用強迫、恐嚇、威脅的方式影響孩子的進食行為，如此只會讓他更厭惡吃飯。

※ 小孩不要吃過多沒有營養的零食，導致正餐吃不下。

蕭醫師的享瘦叮嚀

《美國家庭醫師雜誌》在 2008 年的文章中，提出處理兒童肥胖的兩階段建議（Am Fam Physician 2008；78（1）：56-63, 65-66.）：

第一階段：預防

1. 每天吃五份以上的蔬菜與水果。
2. 小孩房間勿放電視，每天看電視與用電腦的時間應少於兩小時。
3. 每天至少花六十分鐘，做中重度運動或活動。
4. 每天吃早餐、減少外食以及勿喝含糖飲料。
5. 每週至少安排 5 至 6 次全家共同吃飯的時間。
6. 讓小孩學習自我控制飲食，不能過量。

第二階段：治療

1. 減少喝含糖飲料。
2. 鼓勵吃足水果與蔬菜的建議量。
3. 小孩房間勿放電視與電腦，5 歲以上小孩每天看電視與用電腦的時間應少於 1 至 2 小時。
4. 每天吃早餐，減少外食次數，特別是速食店。
5. 家長與兒童共同進食，以便導正兒童的飲食習慣。
6. 培養控制餐飲至適當份量的飲食習慣。

8 小孩減肥的注意事項

父母一同參與，兒童減肥才能成功。

　　一般而言，減肥動機越強，成功機會越大，而小孩並無減肥動機，因為小孩一不擇偶，二暫時無健康問題，因此主導者一定是家長或學校，而肥胖醫學專家則必須提供有效之策略。

　　也就是學校、家長、醫療專業三方人員圍繞著小孩，為其提供減肥方案，但因小孩並無經濟權與行為能力，因此家長是兒童減肥的最重要支持者，肥胖醫學界常說：「兒童減肥是家庭大事，家屬若沒意願，不可能成功。」

不可用成人減肥的方法幫小孩減肥

　　然而，成人減肥有許多方法對兒童是不適用的，例如減肥藥物，目前僅剩羅氏鮮（orlistat）可用於 12 歲以上青少年，而減肥外科手術也公認不適用於兒童及青少年。根據美國小兒外科學會（American Pediatric Surgical Association Guidelines）的治療指引指出，肥胖的孩童經過 6 個月的各科介入以及體重管理後，若其 BMI 仍大於 40，而且有肥胖的併發症時，才可考慮這種終極手段。

　　因此，小孩減肥的著力點應放在生活習慣、飲食、與運動調控。最重要方法，仍回歸到基本的「少吃、多動、有恆心」，當

然政府、社區、學校、家庭、及企業界，都必須共同努力來創造一個較不會讓兒童發胖的環境。

兒童減肥必須以飲食控制為主

加拿大醫學雜誌於 2009 年發表兒童肥胖之處理模式時指出，光在學校增加運動量，是無法對學童肥胖問題有所助益的。其實，在成人肥胖治療研究中，也有類似結果，也就是減肥時以飲食控制為主、以運動為輔，若單獨以運動減肥，成效很有限。

若以以上理論基礎為準，試算一週七天 21 餐，一般學生在學校吃飯只占 5 餐，且若學校無營養午餐，則中餐內容還是由家長全權決定，因此，學童的胖瘦與否，大部分必須由家長負起責任。

蕭醫師的享瘦叮嚀

父母積極參與「兒童減肥」的成功案例

林小妹是一個國小五年級的學生，150 公分的身高，體重 60 公斤，讓她在學校被同學嘲笑為「肥豬」，因此林小妹的父母，決定帶她至減肥門診就醫，在檢查完身體後，蕭醫師告訴林小妹的父母，林小妹 BMI 26.7，依衛生署之規定判定為肥胖症，建議開始執行體重控制計畫，並參加診所開設的減肥班。

在減肥過程中，林小妹一天吃兩餐代餐，並每周至減肥班上課，十二周後，共減了 15 公斤，BMI 恢復至 20.0（十一歲年齡層之正常範圍），而最令人津津樂道的是林小妹的父母為了讓女兒不排斥吃代餐，因此也跟著女兒一起吃，結果在三個月內，分別也瘦了 7 公斤及 3 公斤。

父母是「兒童減肥」的真正執行者

　　若再加上遺傳因素，父母所占的責任也就越大，雖說站在公共衛生的立場，兒童肥胖問題的發現者應該是學校或醫師，但「兒童減肥」的成功與否，卻取決於家長是否有配合的意願，因為畢竟學校或減肥醫師都只能告知或建議，最後決定小孩是否接受治療的人還是家長，當然肥胖醫學專家必需提供有效建議。

　　但問題是大多數父母長輩對肥胖並不了解，更不知小時候胖對一生的影響有多大，因此我想透過這本書，提醒所有家中有肥胖小孩的家長兩個要點：

1. 兒童肥胖問題如果不在青春期之前解決，將會在其成年以後，對健康造成極大的危害。
2. 兒童減肥是家庭大事，唯有父母一起參與，才可提高成功的機率。

蕭醫師的享瘦叮嚀

父母沒有意願參與「兒童減肥」的失敗案例

今年 14 歲的倪小弟會出現在蕭醫師的減肥門診，是因為學校護士阿姨通知家長「倪小弟太胖了，請帶至醫療診所複檢」。經過複檢後，蕭醫師發現倪小弟身高 170 公分，體重已達 95 公斤，BMI 為 32.9，而且尿酸及肝功能也異常，看來已出現代謝問題，建議他必須開始進行體重管理。

但由於倪小弟的父親本身也是肥胖體質，始終認為「肥胖」並不是什麼「大病」，所以對於蕭醫師的建議，並沒有意願配合，於是，倪小弟的減肥計畫無從開始，即便後來參加學校在教育單位補助下開辦的學童減肥班，但也僅侷限於每天跟著體育老師跑步，對減肥並沒有太大的幫助。

蕭醫師的 5C 兒童減肥法

改變觀念、關係、習慣、飲食、運動，是減肥成功不可或缺的要素。

觀念的改變（change）

兒童減肥的成敗握在父母的手上（尤其是孕育小孩的母親），因此想讓兒童成功減肥的第一步，就是從改變父母對兒童減肥的「錯誤觀念」開始做起。最常見的錯誤觀念有以下幾項：

1. 孕婦吃胖一些，對肚子裡的胎兒比較好？

老一輩的父母只要自己的女兒或媳婦懷孕，基於「一人吃、兩人補」的傳統觀念，大都會每天燉一些麻油雞湯給懷孕的女兒或媳婦吃，但問題是如果孕婦在懷孕期間，吃下過多增加脂肪的高熱量食物，不但無法達到「一人吃、兩人補」的效果，而且，還會讓在母親子宮內的胎兒，尚未出生就注定變成一個「胖娃娃」。

2. 小孩子會吃，才容易長大？

在一般父母的觀念中，大都認為小孩會吃，才比較容易長高，但問題是如果小孩每天吃進的食物，都是一些高熱量的速食炸物，其結果就不會只是「縱向」地「長高」，而可能也包括「橫向」地「長胖」。

3. 小孩子胖一點，才代表腸胃吸收沒問題？

通常，我們會聽一些把小孩養得白白胖胖的父母自我安慰地說道：
「小孩胖一些有什麼關係，至少這代表他的腸胃吸收沒有問題！」
雖然這個觀念並沒有什麼錯，但是用小孩的肥胖來測試「腸胃吸
收沒問題」，這代價未免也太大了！

4. 小孩鬧情緒時，就用他喜歡的食物來安撫？

一般面對小孩吵鬧時，父母通常都會用小孩子最喜歡吃的炸雞、
漢堡、薯條來安撫小孩子的情緒，但是父母這種用食物來安撫的
舉措，除了在無形中，讓小孩子養成想要吃東西就哭鬧的習慣，
並且也會讓自己的小孩必須付出「肥胖」的代價。

5. 小時候胖一點沒關係，長大之後就會「抽高」了？

生物醫學科學研究學者指出，以前父母往往以為小孩小時候胖一
點沒關係，到了生長期就會「抽高」了，但依據目前研究的結果，
情況恐怕不是那麼樂觀，很多營養不均衡的小朋友，體型看起來
胖胖壯壯，抽高時間提早，但在生長高峰期間，身高並沒有長到
其極限，可能原因是這些小朋友在血液中缺乏各種營養素，因而
不足供應其成長所需。

研究也顯示，小時候胖，長大後也是胖的機會高達八成。除了遺
傳因素外，很多健康行為與習慣都是在小時候養成的，因此，父
母親不可再有這種錯誤觀念，若出現小孩肥胖問題，要盡快處理。

6. 等小孩胖起來，再減肥也還來得及？

小時候，體重上升所造成的肥胖是脂肪細胞增生型肥胖，因為脂肪細胞數量較多，會造成日後體重控制的困難度，因此青春期之前要儘早處理，否則將會錯失小孩減肥成功的最佳黃金時間！

「預防」永遠重於「治療」，這是一個大家都知道的普世觀念，因此，千萬不要以為等小孩子胖起來再來減肥，也還來得及，而是必須在小孩子還沒胖起來之前，就先幫小孩排除一些會危害身體健康的「致胖因素」！

因為學童除了營養不良問題嚴重，更重要的是肥胖造成的健康危害，像是葡萄糖耐受性異常、血糖偏高、血壓偏高、血脂異常，甚至有高年級學童就已經出現退化性關節炎等這類以前老年人才會得的疾病。

7. 小孩減肥只要交給學校處理就好，家長無需配合？

學校只是扮演發現學童肥胖的角色，雖說學校每學期可於測量體位時，對學生及家長提出過重或肥胖的警訊，但學生一週 21 餐，僅有 5 餐是在學校完成，其餘的飲食大多為家長決定，因此，家長如果不參與，兒童減肥是很難成功的；更何況小孩在家時間也比在學校多很多，因為學生在學校一週的時間，大概只約 40 小時，因此，家長一定要負起責任，共同為孩子的體重把關。

兒童肥胖治療的困難

　　肥胖門診治療成效低，最主要的因素為持續治療的病例較少。肥胖兒童中斷治療的原因之一為治療意願低，儘管有些兒童第一次會來接受診斷與建議，但是第二次之後就會以「學校沒有放假」、「必須補習」或「父母在上班無法請假」等理由而不去門診。為了維持肥胖治療的效果，必須努力減少治療中斷的原因；不過，若是家長不願意配合，而只靠醫療院所或治療醫師的努力，仍是困難重重。

幼兒飲食過量的主要因素

1. 廠商在電視、新聞、雜誌等媒體投資高額廣告，誘導小孩們食用高能量食品。

2. 家裡買進容易導致肥胖的食品，且隨手可得。

3. 許多父母親會提供營養價值低、且不易有飽足感的食品（如糕點、清涼飲料等）給小孩當零食吃。

4. 看電視坐著不動的時間太多，父母極少指導小孩要活動遊玩、積極運動。

5. 「趕快吃」、「要全部吃完，不要剩下」……等等父母親常掛在嘴邊的嘮叨話，有些小孩會誤解為若不全部吃完就會觸怒父母，而且若過於強調非洲難民等饑荒話題時，有些小孩會對食物剩餘產生罪惡感。

6. 當小孩子哭鬧或意志消沉時，父母親經常會以食物來安撫，誤導小孩們學習藉著食物來安定情緒，同時也造成小孩會誤以為只要哭鬧就能有食物吃。

7. 父母親有時會以糕點類作為小孩表現好的獎賞或打發小孩子吵鬧與無聊的方法。

8. 在前往動物園、公園、看電影等外出的機會中，大多會食用過多的糕點或速食品，重複多次之後，養成小孩只要與父母外出做休閒活動，就一定要吃沒有營養的「垃圾食物」的習慣。

9. 小孩子大多會對有營養卻不太好吃的食物敬而遠之，卻特別偏好高能量而好吃的點心類，若對此種偏食狀況置之不理的話，就會養成只吃可口食物、拒絕營養食物的飲食習慣。

關係的改變（change）

　　「成人減肥」是患者主動改變與周圍人之關係；而「兒童減肥」則是老師和家長幫忙兒童改變與周圍同學和親友的關係，因為，兒童並不會像成人一樣，懂得如何向同學或親友宣告自己正在減肥，因此，必須靠老師和家長代為轉達。

家長與肥胖兒童的關係

　　通常，家長最常犯的錯誤是只會用權威式的口吻叫小孩減肥，但自己卻不懂得帶著小孩一起減肥，其實，「兒童減肥」最成功的方式應該是父母「以身作則」，然後全家跟著一起做飲食、運動及生活習慣的改變，如此才可讓小孩自然而然地跟著家人來改變造成自己肥胖的壞習慣。

老師、同學與肥胖兒童的關係

　　老師處理肥胖兒童最常見的錯誤觀念，乃是誤以為只要私下跟小朋友說少吃一點即可，但光是這樣還是不夠的，正確的作法應該是利用在課堂上，開誠佈公地向所有同學說明「減肥」非但不是一件丟臉的事，反而是一件有利自己身體健康的大事，另外老師要特別注意的是，千萬不要讓同學一句無心的批評，導致肥胖小孩的心理受傷，甚至抗拒接受治療而自暴自棄。

　　其實，老師對肥胖兒童的態度很重要，而級任老師對學童更有

至高的影響力。雖說減肥是專業，需要相關人員的專業協助，但在學童心目中，老師的話常常比家長跟醫師的話來得重要，因此，老師必須配合扮演在學校對兒童體重控制的「守門員」。

醫事人員與肥胖兒童的關係

一般防治兒童肥胖的醫師、營養師、及運動教練，通常都以為只要提供「減肥食譜」與「瘦身運動」的處方，就可以讓兒童減肥成功，但卻忘了兒童減肥的成功關鍵是在父母的身上，而不是在小孩的身上。

換言之，兒童肥胖的治療成功關鍵，在於家長是否肯接受減肥專業醫師對小孩的減肥建議，以及在後續執行小孩減肥工作時，是否願意傾全力來配合。

而營養師對胖學童上課，不能只是照本宣科，必須有趣、生活化，因為太過於教條式對學童是無效的；而運動教練必須設計出學童易於接受並喜歡的運動，因為太過於單調的運動，不可能受到胖小孩的歡迎。

習慣的改變（change）

● 改掉「能坐就不站、能躺就不坐」的壞習慣：養成「能站就不坐，能坐就不躺」的良好生活習慣。

● 改掉只要上樓就搭電梯的習慣：減少使用電梯，盡量走樓梯。

● 改掉坐車或騎車上學的習慣：鼓勵 "walking school bus"，亦就是由一位成人伴隨一群學童走路上學。

● 改掉只要有時間就坐在電視和電腦前面的習慣：首先將電視由小孩的臥房移走，然後規定每天放學後坐在電視機及電腦前之時間應少於 2 小時。

● 改掉熬夜的習慣：每日睡滿 6 至 8 小時，因為睡眠不足 6 小時，容易發胖，對兒童而言，更應盡量睡滿 8 小時。

飲食的改變（change）

● 對於幼童以及學齡前的兒童，限制飲料的攝取，是最有用的策略。

● 對於學齡的兒童，應減少速食以及外食的機會，即便要吃速食與外食，也必須控制熱量。

● 對於青少年，應鼓勵要吃早餐，減少飲料的攝取，並教導他們均衡的飲食觀念。而限制或控制碳水化合物的攝取（零食、飲料），往往比低油飲食來得有效。

● 飲食內容的占比，以碳水化合物 55 ～ 60%，蛋白質 15 ～ 20%，脂肪 25 ～ 30% 為原則。

● 碳水化合物必須以全穀類取之，少吃白米、白麵條、白吐司等精緻澱粉。

● 蛋白質以植物性蛋白為主，也就是以豆類為蛋白質主要來源。

● 動物性蛋白以低飽和脂肪酸之魚、蛋、雞鴨的白肉取代紅肉；並適量攝取奶製品。

● 給予低熱量的食物可以幫助小孩平衡熱量的攝取，脂肪以植物油為主，動物油因其飽和脂肪酸含量多，盡量不用。

● 每日吃大量蔬菜、2 至 3 次水果、以及每日 1 至 3 次果仁類，並提供兒童廣泛的選擇，包括各種種類、味道以及質地的食物。

● 小孩比大人更容易產生飽足感，所以當小孩表達飽足感時，不必強迫他們將碗盤的食物都吃乾淨。

● 強制小孩吃某種食物，將降低小孩對此食物的喜好；重複的給予最初不喜歡的食物，可降低對食物的抗拒。

蕭醫師的享瘦叮嚀

將食物依營養和熱量的含量以燈號分類，供學童參考，是可行的方式。

燈號	綠燈食物區	黃燈食物區	紅燈食物區
品質	低熱量、高纖、低油、營養成分高	營養成分高、但高油、高熱量	高油、高糖、高熱量
種類	水果、蔬菜	瘦肉、乳製品、澱粉、穀類	肥肉、糖、油炸食物
分量	不限	限制	應避免或少攝取

● 嚴格的低熱量飲食（800 kal/24 hr），適用於嚴重的肥胖且需要快速減重的小孩。

● 實質的生活型態改變比限制飲食有用，否則容易復胖。

運動的改變（change）

運動對體重控制有重大影響是眾所皆知的事實，因為運動可以增加熱量消耗，可以增加自信心，更可以因增加肌肉量而讓基礎代謝率（Basal Metabolic Rate，簡稱 BMR）上升，成為較不易胖的體質，以降低復胖率。

另外，運動對提升學童的 3Q（HQ、IQ、EQ）有很大的幫助。目前世界上，有一個利用運動成功提升學生 3Q 的範例，那就是美國伊利諾州芝加哥附近的內帕維市（Naperville）。該市藉由改善學校體育課的運動，提升學生 3Q（HQ、IQ、EQ）的成果如下：

1. **HQ（Health Quotient，健康商數）：**內帕維市的學校體育課，把當地一萬九千名學生改造成全美國最健康的學生，一個班級裡只有 3% 的人過胖，遠低於美國全國學童的平均值 30%。

2. **IQ（Intelligent Quotient，智力商數）：**除了讓胖學童比例大幅降低，更令人訝異的是，也讓他們的學童成為全美國最聰明的學生之一，1999 年來自世界各國的 23 萬名學生參加了一項名為「國際數學與科學教學成就趨勢調查」（TIMSS）的國際標準化測驗，內帕維士的八年級生也參加了。美國近年來在數、理兩大學科的表現始終落後東亞國家，但內帕維市卻創下了特例，這裡的學生在 TIMSS 測驗中拿下科學排名世界第一、數學排名世界第六的優異成績，顯然智商指數（IQ, intelligent quotient）也因運動而提高了。

3. EQ（Emotional Quotient，情緒商數）：讓人更感興趣的是，他們的學校體育課也讓學童的脾氣變好了，在課堂上吵架、打架的次數變少，其 EQ 明顯地也改善。

內帕維市的體育課改造計畫，確實讓這群國中高中學生改善了 3Q（HQ、IQ、EQ），因此，運動絕對是能讓學生「四肢很發達，頭腦不簡單」的事。

內帕維市的體育課為何可以做到以上的改變？主要原因有下列兩項：

1. 體育課的教學目的改變：由原本的運動技能教導，改變為體適能的提升：過去以體育技能為教學標的時，有些學生對體育課是深惡痛絕的，因為投籃成績不佳、游泳學不會、或玩躲避球時被球打、甚至因此被同學嘲笑……等等，都是許多人的夢魘，因此越來越不喜歡運動，但改為以體適能提升為主的教學目標時，每位學生要提升的是自我體適能，比較的對象是昨天的自我，是過去的自我，因此少了許多挫折，而在自己體能逐漸進步下，也就慢慢培養了一生的運動習慣。

2. 體育課評分標準改變：用努力多寡來評量學生，而不是技能的優劣，因此不一定要是天生的運動好手，才能勝任體育課。這點很重要，因為它可以讓原本不喜歡活動的學生，也開始動了起來。

為促進兒童健康，國民健康局也結合教育部辦理「健康促進學校」，明訂學生需要規律運動，為此教育部規範新的 333、343、353 政策：

● 第一個數字（3）
　指心跳達每分鐘 130 次的運動，每次要有 30 分鐘。

● 第二個數字（3、4、5）
　指依國小、國中、高中，分別每週要有 3、4、5 次的運動。

● 第三個數字（3）
　是指每天還要有 30 分鐘的活躍生活，以養成每週 210 分鐘的動態生活習慣，營造健康體位環境及建立執行機制。

另一個兒童肥胖防治成功的案例是新加坡，新加坡政府自 1993 年學童過重盛行率創下 16% 的高峰後，新加坡政府便規定，若入伍新兵體重過重，則新兵家長要受罰；而學校畢業生若入伍時肥胖比率過高，所屬學校也要受罰。自此規定後，學校請過重學童於午餐時集中給予特殊減重飲食，同時下課後也給予額外體能訓練，自此新加坡學童過重盛行率逐年下降，目前已在 10% 附近（見右頁圖）。這是一個讓學童之「師」「長」確實負起「維持學童健康體重責任」的政策，姑且不論這種作法是否過當或違反人權，但卻是一個成功的案例，值得他國借鏡。

看了美國與新加坡成功的案例，再回顧台灣目前的現況，讓身為減肥專科醫師的我不禁感到汗顏和憂心，因此，不管是衛生機關、

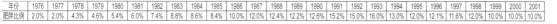

年份	1976	1977	1978	1979	1980	1981	1982	1983	1984	1985	1986	1987	1988	1989	1990	1991	1992	1993	1994	1995	1996	1997	1998	1999	2000	2001
肥胖比例	2.0%	2.0%	4.3%	4.6%	5.4%	6.0%	7.4%	8.8%	8.6%	8.4%	10.0%	12.0%	12.4%	12.2%	12.6%	15.2%	15.0%	16.0%	13.0%	12.0%	12.1%	11.6%	12.0%	10.0%	10.0%	10.0%

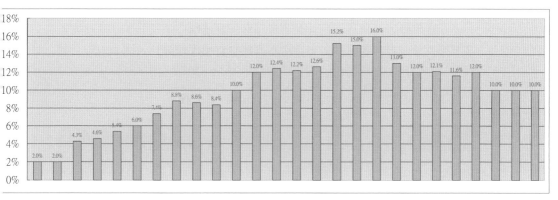

教育單位、學校老師、家長以及小朋友自己，都必須一起來努力，讓小小「麵龜族」，在維護健康的前提下，做好自我健康管理。

目前學童健康體位計畫（含健康飲食及健康體能），實際推動方式為結合教育及衛生行政體系，並請家長、老師、學生、社區共同參與，建立「由下而上」的推展模式，一起打造一個健康的學習、生活與工作的「享瘦」環境。

建議具體的行動分為「3減」與「2加」：

3 減

- 減少長時間坐著的靜態活動

- 減少以體育技能為標的的運動

- 減少以評分為前提的體育運動

在運動部分，究竟國內兒童運動情形如何？國內運動醫學學者蒐集各主要國家學童體育課發現，台灣中小學體育課時間確實比各國少，況且挪用為學科使用的情況嚴重。因此要解決兒童肥胖問題，增加體育課時間，已到刻不容緩的地步。

世界各主要國家中小學體育課實施時數					
	美國	法國	大陸	日本	台灣
國小	每天安排體育課	200分鐘/週	90～135分鐘/週	90～135分鐘/週	80分鐘/週
國中	每天安排體育課	250分鐘/週	100分鐘/週	100分鐘/週	90分鐘/週

2 加

- 增加提升自我的體適能運動

- 增加融入「童玩」的遊戲運動（見本書第三章「玩樂篇」的「兒童減肥瘦身 game」

期待有一天，國內的體育課能秉持著以上的「3 減 2 加」的精神，展現全新的風貌，讓喜歡運動的學生變得更多，讓更多的學生，因為運動，而讓自己的「健康動起來」，進而終生受惠。

PART

2

蕭醫師的兒童
健康減肥食譜

兒童健康減肥食譜

　　台灣社會型態和人口結構大幅改變。小家庭為求方便，紛紛在外解決三餐需求，導致外食人口有愈來愈多的趨勢。

　　外食人口的增加，加上外食通常又油又鹹，所以現在的小胖弟、小胖妹人數也逐年攀升；不過肥胖兒童不宜節食，不建議採取嚴格減肥方式，因為兒童尚在成長發育階段，嚴格的飲食控制可能對成長產生不利影響，因此兒童減肥還是應採取均衡飲食，減少多餘熱量的累積，同時搭配正確、規律的運動來消耗熱量，以及維持良好生活習慣並持之以恆，才是控制體重的王道。

　　兒童減肥時的熱量需求，可參考 2002 年行政院衛生署修訂的國人膳食營養素（Dietary Reference Intake, DRIs）依實際年齡層熱量建議攝取量為基準，每日減少 500 大卡的熱量供應，每日熱量攝取建議不得低於 1200 大卡為原則。

年齡（歲）	熱量需求（大卡）	
	男	女
7 ～ 10	1800 ～ 2050	1550 ～ 1750
10 ～ 13	1950 ～ 2200	1950 ～ 2250
13 ～ 16	2250 ～ 2500	2050 ～ 2300
16 ～ 19	2050 ～ 3050	1650 ～ 2400

7 ～ 12 歲每日飲食建議

食物類別	份數	早餐	中餐	晚餐
全穀根莖類	2.5 ～ 4.5 碗	1 碗	1 碗	1 碗
蛋豆魚肉類	2 ～ 3.5 份	1 份	1 份	1 份
奶類	1 ～ 2 杯	1.5 杯		
蔬菜類	3 碟	1 碟	1 碟	1 碟
水果類	2 份		1 份	1 份
油脂類	2 ～ 2.5 湯匙	0.5 湯匙	1 湯匙	1 湯匙

　　本章的減肥食譜，主要是以五「便」的方向來做設計，分別為：

1. 便利

　　由於現在工商時代，每位家長都十分忙錄，所以本書設計的食材一定是隨手可得以及常見的，為的是讓家長不需花太多心思及時間，即可製作出小朋友所需要的減肥餐點。

2. 便宜

　　如果你認為製作一餐減肥餐需花大把的鈔票才能完成，那就大錯特錯囉！因為本書中所列的每一道佳餚，都只需花你一點點的費用，就可以輕鬆取得。

兒童健康減肥食譜

3. 便捷

　　餐點的完成若需要複雜的步驟，這樣執行起來一定會有所困擾，更何況在凡事講求效率的現代，餐點製作當然不能花太多時間，因此只要按照這本書所設計的食譜去製作，即可讓您以最快的速度，完成既營養又美味的兒童減肥餐。

4. 變化

　　一成不變的菜單，若要持續吃一星期是件很不容易做到的事，尤其控制體重這件事是一輩子的功課，若只能固定吃特定食材，是很容易讓人放棄的。可運相同食材可以變化出多元化的菜色，來滿足小朋友挑剔的味蕾。

5. 便當

　　我們都知道，一般外食要美味及吸引人，一定得添加高油脂及高糖，但偏偏這又是減肥的大忌，所以若能自己輕鬆製作容易攜帶的餐點，就不用擔心吃到外面高熱量的餐點，本書內容剛好符合以上的需求。

　　接下來要教大家製作都是超好做、超省時、超便宜以及隨手可得的減肥料理，讓忙碌的父母，只要花一點點時間及費用，就可以幫家中小小「大腹翁」或「小腹婆」製做出美味又低卡的餐點喔！

1 七套兒童減肥早餐

營養師小叮嚀

　　減肥最重要的一餐,非早餐莫屬。營養又豐富的早餐必須含有六大類營養素,但最容易被忽略的通常都是蔬菜類及水果類,所以提醒家長,每天幫小朋友準備減肥早餐時,一定要加上一份蔬菜或水果,才能讓家中小寶貝的減肥行動更有效率。

　　家長也可以在平時灌輸小朋友熱量及營養的正確觀念,教導小朋友學習如何看懂食品上的營養標示。如此一來,即使小朋友有時必須自己到便利商店購買食物,也能做出有利於減重的最佳選擇。

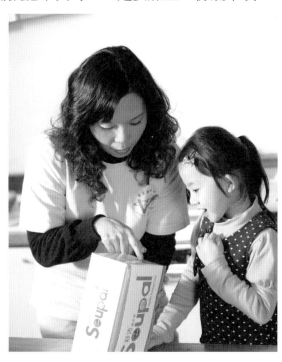

▲教導小朋友看懂營養成分表,可讓小朋友做出健康的選擇。

餐點	份量	來源
脫脂鮮奶	200ml	便利商店
手工鮮肉包	一個	便利商店 / 中式早餐店
關東煮：蘿蔔	一串	便利商店

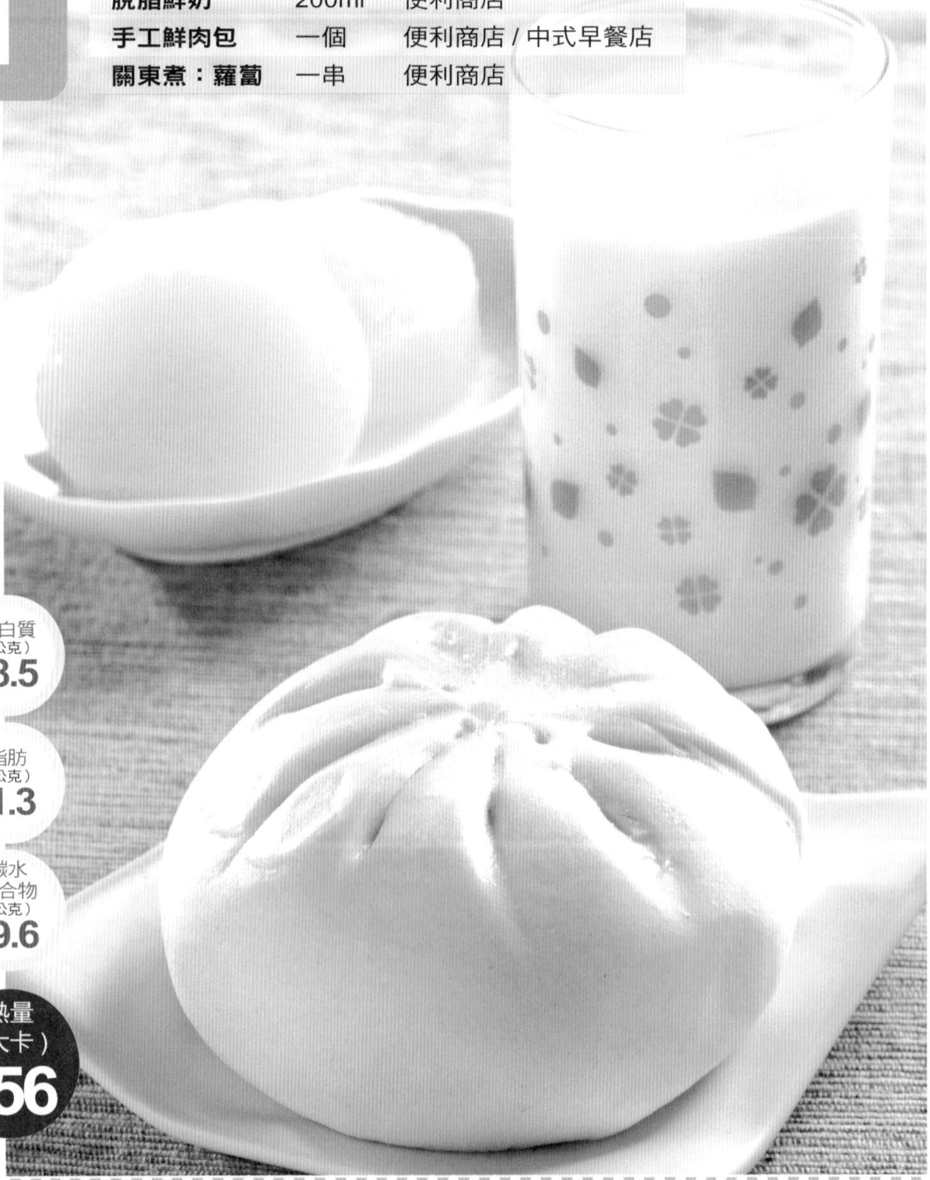

蛋白質
（公克）
18.5

脂肪
（公克）
11.3

碳水
化合物
（公克）
59.6

熱量
（大卡）
356

營養小叮嚀：白蘿蔔含有豐富的維生素 C 與微量的鋅，可提升小朋友的免疫功能。水煮白蘿蔔一
份的熱量才 14 大卡，非常適合減肥時食用。

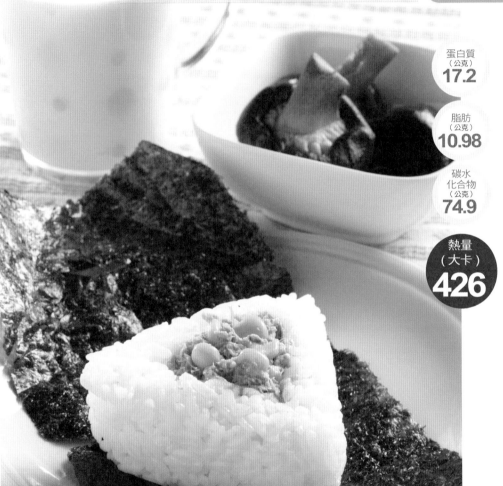

餐點	份量	來源
無糖高纖豆漿	300ml	便利商店
鮪魚飯糰	一個	便利商店
關東煮：香菇	二朵	便利商店

蛋白質
（公克）
17.2

脂肪
（公克）
10.98

碳水
化合物
（公克）
74.9

熱量
（大卡）
426

7套兒童減肥早餐

營養小叮嚀： 早餐來一份含豐富 DHA 及 EPA 的鮪魚，讓減肥中的小朋友可以頭腦更清晰的面對繁重課業，但一般市售御飯糰中都會另加沙拉，提醒減肥中的小朋友，在吃之前最好先去掉裡頭的美乃滋再下肚喔！

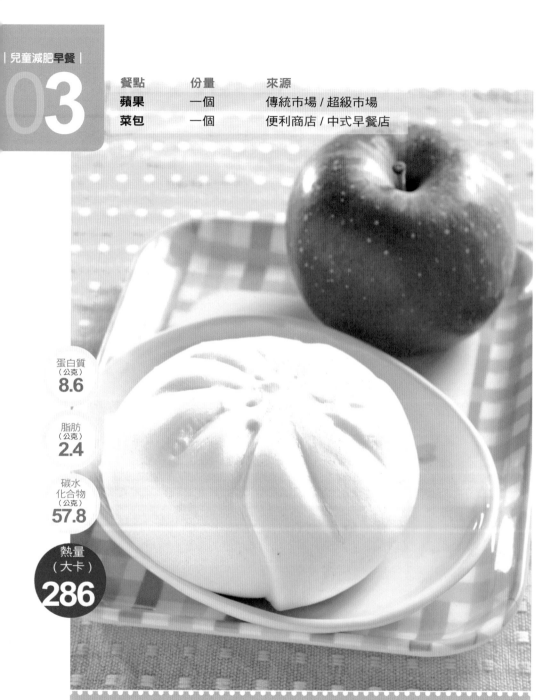

餐點	份量	來源
蘋果	一個	傳統市場／超級市場
菜包	一個	便利商店／中式早餐店

蛋白質
（公克）
8.6

脂肪
（公克）
2.4

碳水
化合物
（公克）
57.8

熱量
（大卡）
286

營養小叮嚀： 蘋果富含果膠，可增加飽足感。一份的蘋果也可以用 130ml 蘋果汁取代喔！

餐點	份量	來源
無糖優酪乳	200ml	便利商店
全麥饅頭夾蛋	一個	中式早餐店

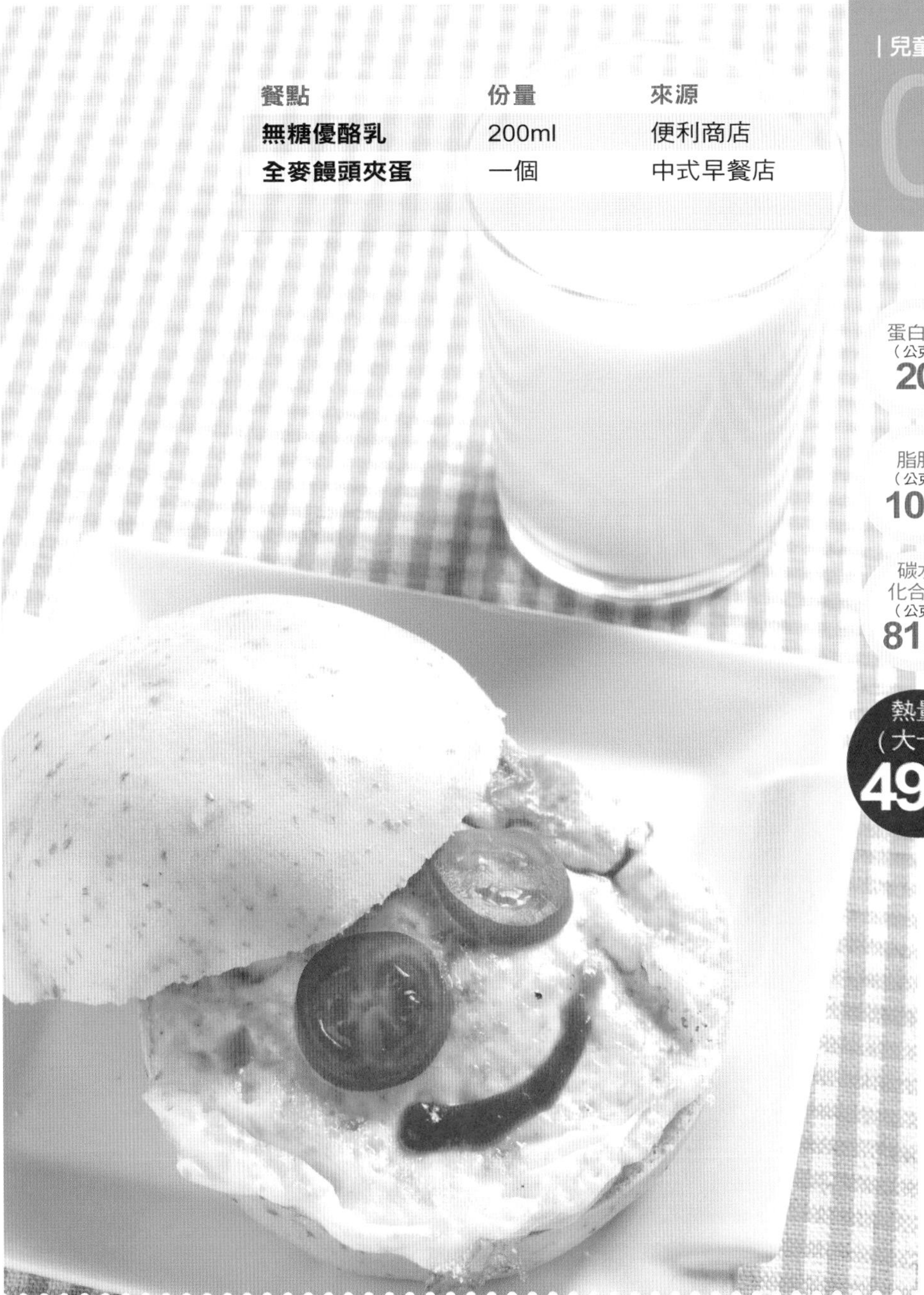

蛋白質
（公克）
20

脂肪
（公克）
10.6

碳水
化合物
（公克）
81.4

熱量
（大卡）
498

7套兒童減肥早餐

營養小叮嚀： 購買優酪乳時最好選擇無糖或脫脂，優酪乳含乳酸菌及鈣，對需要體重控制的小
朋友來說是很有助益的營養素。

餐點	份量	來源
鹹豆漿	200ml	中式早餐店
水煎包	一個	中式早餐店

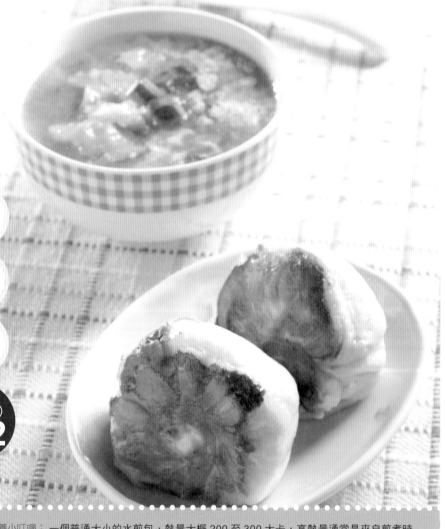

蛋白質
（公克）
12

脂肪
（公克）
12

碳水
化合物
（公克）
33.4

熱量
（大卡）
292

營養小叮嚀：一個普通大小的水煎包，熱量大概 200 至 300 大卡，高熱量通常是來自煎煮時所使用的油脂，主要是因為澱粉有吸油的特性，所以熱量很容易就過量。要提醒減肥中的小朋友須酌量攝取，同時一個星期攝食的頻率也不要超過一次。

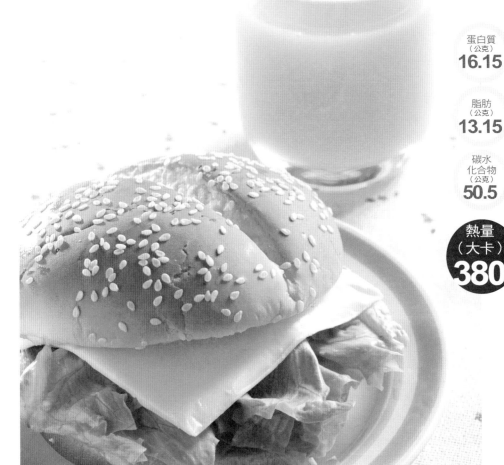

蛋白質
（公克）
16.15

脂肪
（公克）
13.15

碳水
化合物
（公克）
50.5

熱量
（大卡）
380

7
套
兒
童
減
肥
早
餐

營養小叮嚀： 小朋友減肥在重視熱量控制的同時，也要兼顧小朋友的飲食喜好，偶爾提供一
個高鈣起士漢堡給小朋友吃，在低油及不過量的原則下，仍是一個減重時的好
選擇。

餐點	份量	來源
燕麥奶（無糖）	200ml	便利商店
蔬菜蛋餅	一份	中西式早餐店

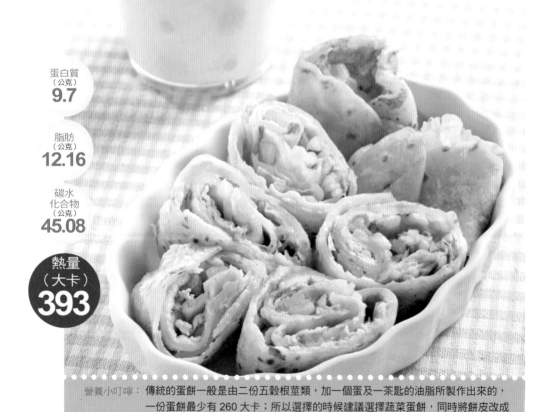

蛋白質
（公克）
9.7

脂肪
（公克）
12.16

碳水
化合物
（公克）
45.08

熱量
（大卡）
393

營養小叮嚀： 傳統的蛋餅一般是由二份五穀根莖類，加一個蛋及一茶匙的油脂所製作出來的，一份蛋餅最少有 260 大卡；所以選擇的時候建議選擇蔬菜蛋餅，同時將餅皮改成全麥來增加纖維攝取量，製作時只需使用少量的油脂，如此一來，就是一道美味又吃得飽的減肥早餐。

②七套兒童減肥套餐

營養師小叮嚀

要準備兼顧美味及營養的減肥餐點給挑剔的小朋友，一定讓許多父母大傷腦筋，然而只要掌握前述「變化」、「便利」等原則，要讓小朋友吃得滿意、減得輕鬆，不會太難。

減肥過程最擔心餓到小朋友的肚子，因此很多家長會準備糙米飯做為主食，糙米的纖維質、維生素、礦物質含量高，可以增加小朋友的飽足感，同時又可提供能量代謝時所需要的重要輔酶。

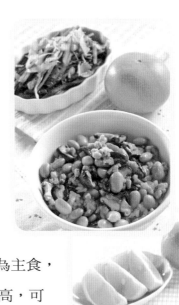

但若每餐都提供飯類，吃久肯定無法滿足小朋友的需求，為了增加主食的豐富度，可以用飯、粥、蒟蒻麵、米粉……等替換，可以增加用餐的新鮮感，讓減肥過程更有趣。

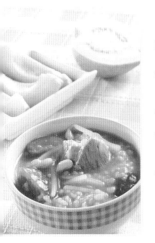

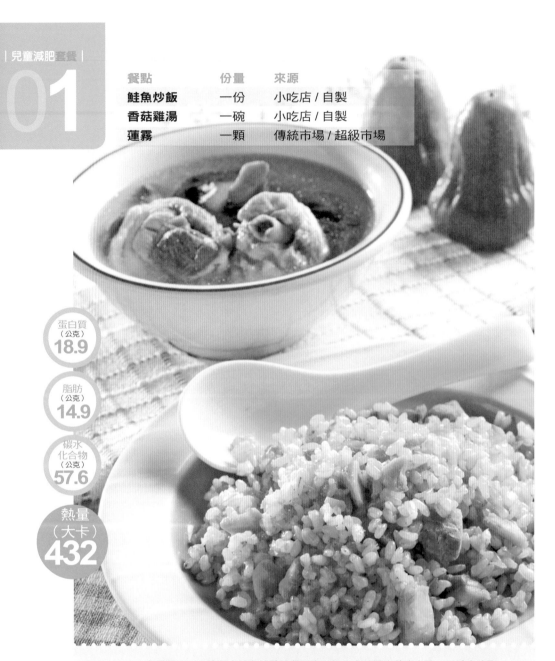

餐點	份量	來源
鮭魚炒飯	一份	小吃店 / 自製
香菇雞湯	一碗	小吃店 / 自製
蓮霧	一顆	傳統市場 / 超級市場

蛋白質
（公克）
18.9

脂肪
（公克）
14.9

碳水
化合物
（公克）
57.6

熱量
（大卡）
432

營養小叮嚀： 煮雞湯時，可挑選小朋友較愛的雞腿肉，但吃之前要先將皮去除，以減少油脂。
香菇含有高量維生素 D，主要是經由曝曬後，香菇內的麥角固醇會轉成維生素 D，
吃進體內可以幫助鈣質吸收；同時香菇的纖維質量很高，能促進腸胃蠕動，促進排
便順暢，這套餐點可滿足需要成長及減肥的小朋友。

餐點	份量	來源
番茄豆芽排骨粥	一碗	小吃店 / 自製
芭樂	一顆	傳統市場 / 超級市場

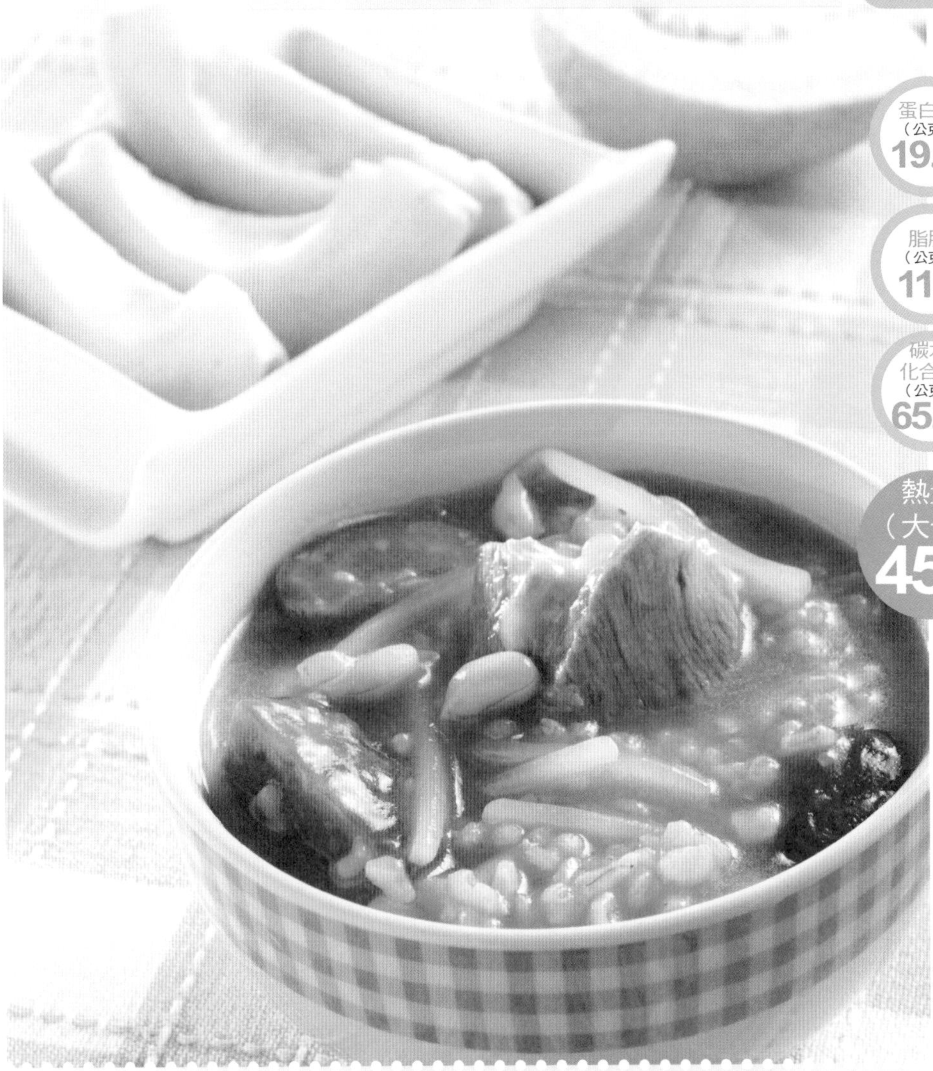

蛋白質
（公克）
19.1

脂肪
（公克）
11.6

碳水
化合物
（公克）
65.3

熱量
（大卡）
452

營養小叮嚀： 聖女番茄含抗自由基及提高免疫力的茄紅素，茄紅素經過烹調加熱後，會轉變成順式結構，在人體內吸收利用才會比較好；為了增加蔬菜份量，建議可多放一些黃豆芽。

餐點	份量	來源
毛豆蓋飯	一碗	日式料理店 / 自製
燙空心菜	一份	小吃店 / 自製
橘子	一顆	傳統市場 / 超級市場

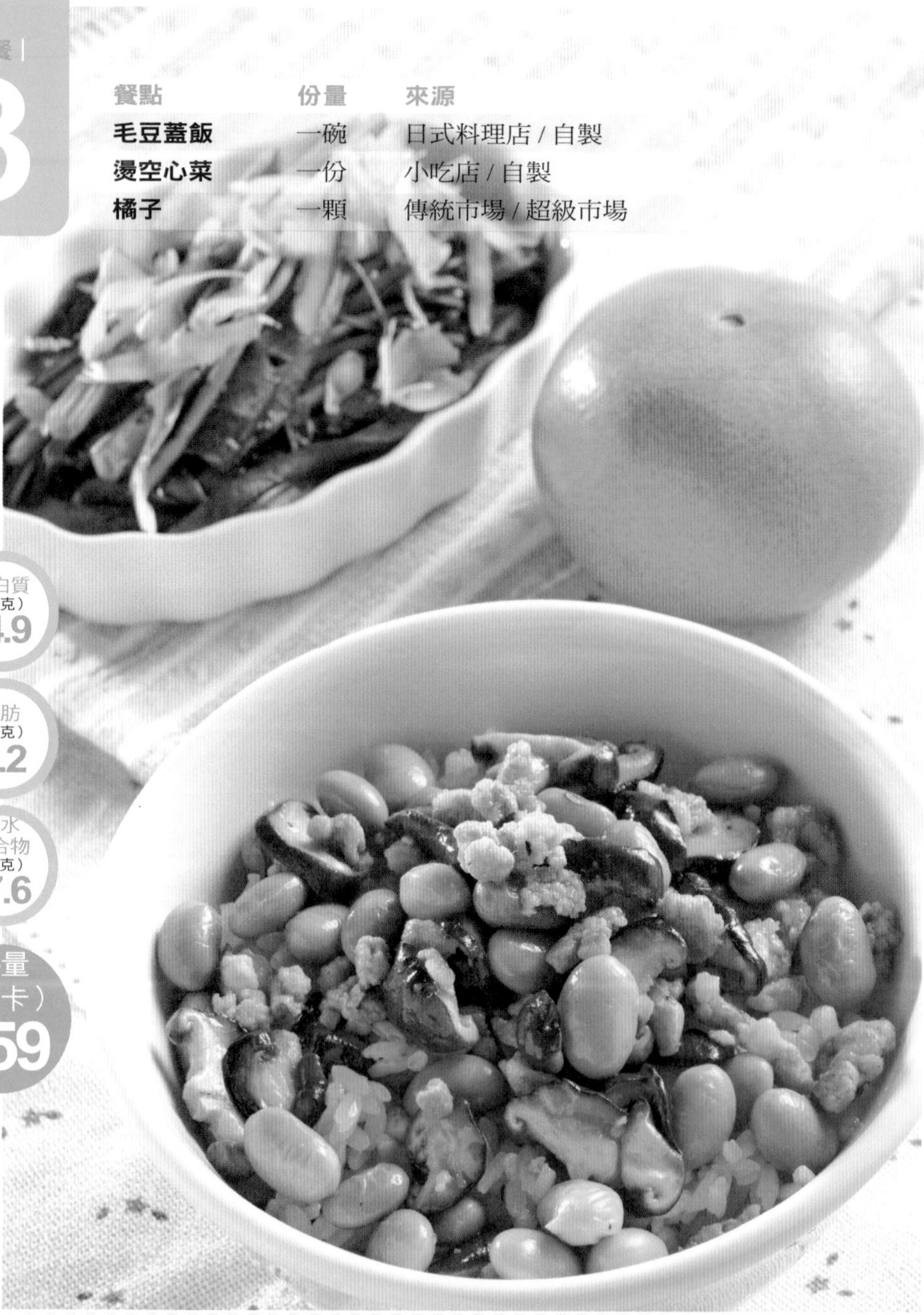

蛋白質
（公克）
14.9

脂肪
（公克）
2.2

碳水
化合物
（公克）
67.6

熱量
（大卡）
359

營養小叮嚀：在飯上蓋上一份毛豆絞肉，可讓原本一碗含少量蛋白質的飯提高營養素，同時提醒
父母親別忘了準備一盤燙青菜及一份水果，才是均衡的減肥餐。

餐點	份量	來源
雞柳蒟蒻麵	一碗	自製
柳丁	二顆	傳統市場 / 超級市場

蛋白質
（公克）
9.6

脂肪
（公克）
3.4

碳水
化合物
（公克）
27

熱量
（大卡）
205

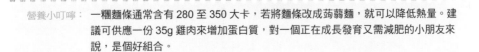

營養小叮嚀： 一糰麵條通常含有 280 至 350 大卡，若將麵條改成蒟蒻麵，就可以降低熱量。建
議可供應一份 35g 雞肉來增加蛋白質，對一個正在成長發育又需減肥的小朋友來
說，是個好組合。

餐點	份量	來源
海鮮味噌鍋	一份	小吃店 / 自製
草莓	16 顆	市場 / 超級市場

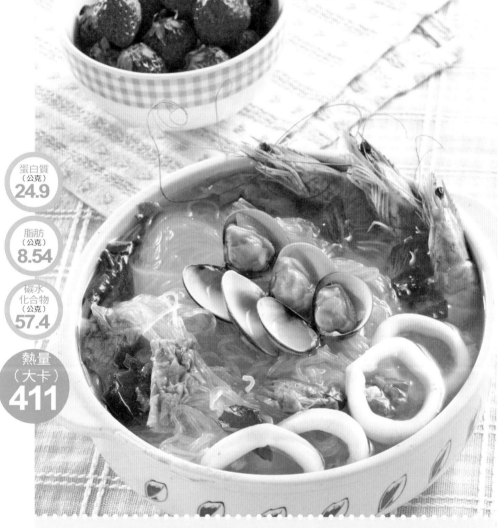

蛋白質
（公克）
24.9

脂肪
（公克）
8.54

碳水
化合物
（公克）
57.4

熱量
（大卡）
411

營養小叮嚀： 還在擔心吃鍋類會增加體重嗎？對於吃膩白飯配青菜的小朋友，還是可以提供低熱量的海鮮味增鍋，裡頭含營養豐富的鋅，可以提升免疫力，只要好好將內容物及份數均衡分配好，減肥的小朋友還是可以好好享受海鮮鍋的。

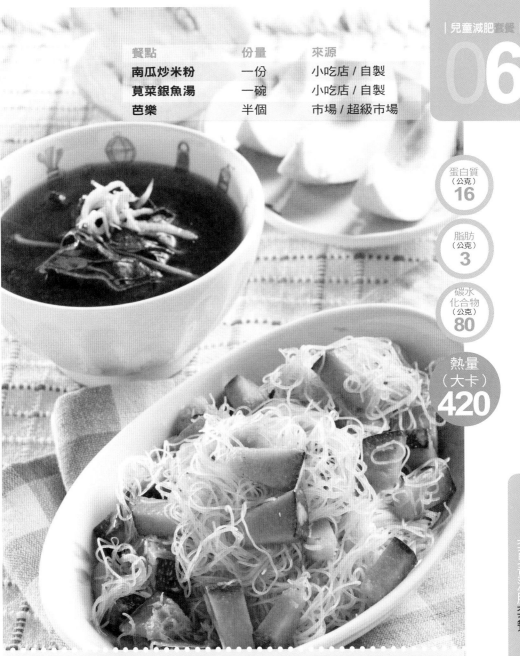

餐點	份量	來源
南瓜炒米粉	一份	小吃店 / 自製
莧菜銀魚湯	一碗	小吃店 / 自製
芭樂	半個	市場 / 超級市場

蛋白質
（公克）
16

脂肪
（公克）
3

碳水
化合物
（公克）
80

熱量
（大卡）
420

7 套兒童減肥套餐

營養小叮嚀： 南瓜裡頭含有 β 類胡蘿蔔素、維生素 A、C、E；β 類胡蘿蔔素主要可對抗自由基，
另外維生素 A 對視網膜有幫助，可以保護眼睛；利用南瓜搭配米粉拌炒，再搭配
高鈣的莧菜吻仔魚湯，就是美味又營養的減肥餐了。

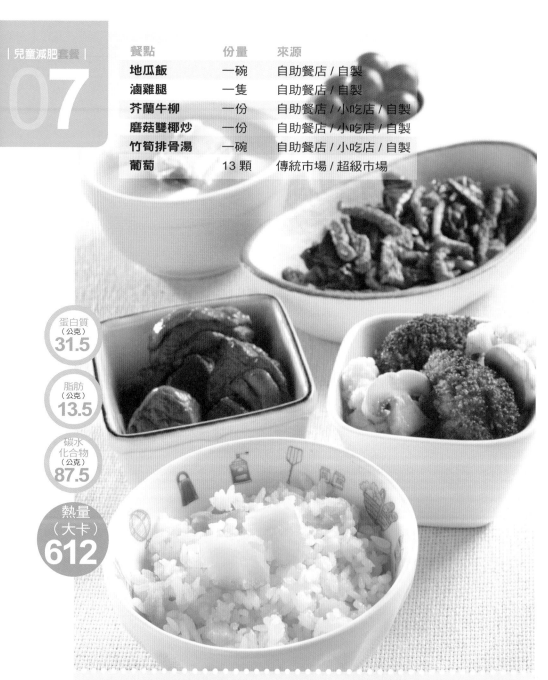

餐點	份量	來源
地瓜飯	一碗	自助餐店 / 自製
滷雞腿	一隻	自助餐店 / 自製
芥蘭牛柳	一份	自助餐店 / 小吃店 / 自製
磨菇雙椰炒	一份	自助餐店 / 小吃店 / 自製
竹筍排骨湯	一碗	自助餐店 / 小吃店 / 自製
葡萄	13 顆	傳統市場 / 超級市場

蛋白質
（公克）
31.5

脂肪
（公克）
13.5

碳水
化合物
（公克）
87.5

熱量
（大卡）
612

營養小叮嚀：地瓜含有大量澱粉、鈣、磷、鐵及維生素，而且有大量黏蛋白，可以保護人體黏膜
細胞正常運作；地瓜同時含有大量纖維，能促進膽固醇排泄，減少脂肪在動脈管壁
的沉積，但要注意攝取過多容易胃脹。

③ 十種十分鐘就能做好的 兒童減肥簡餐

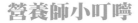

營養師小叮嚀

　　在現代化的社會中，忙碌是所有父母共同的特色。做任何事都講求簡單、快速，但其實在追求效率的過程中，品質是可以不必妥協的。

　　有時候家長們沒有足夠的時間，準備一桌豐盛的菜餚，這時候就可以以簡餐來代替。接下來要教大家在短短的時間內，製作營養又美味的減肥簡餐。家裡冰箱常備的雞蛋、蔬果、春捲餅皮，以及米飯、麵條、冬粉、麵線等等，都是非常好用的食材。只要一點巧思，就可以變化出各種簡易、營養又好吃的餐點喔！

01 番茄蛋丼餐

番茄蛋丼 + 芭樂一個

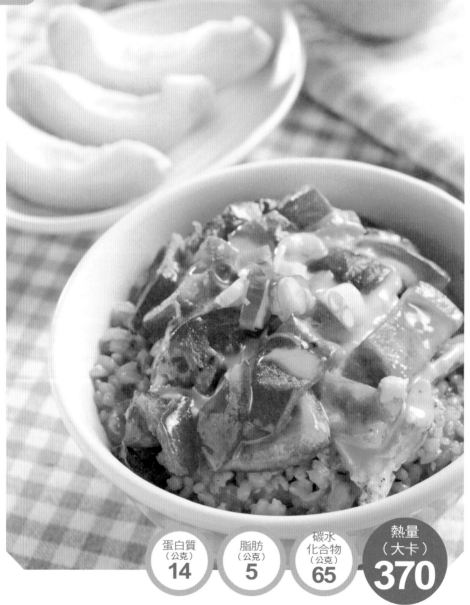

蛋白質 （公克）	脂肪 （公克）	碳水 化合物 （公克）	熱量 （大卡）
14	5	65	370

主菜材料

1. 糙米飯 150g
2. 大番茄 100g
3. 雞蛋 1 個
4. 青蔥 1 根
5. 沙拉油一小匙

主菜作法

❶ 將大番茄及蔥先洗淨備用。

❷ 將大番茄與沙拉油先拌炒,再加入雞蛋
炒勻,最後再灑上蔥花即可。

❸ 將步驟二淋至糙米飯上,即可食用。

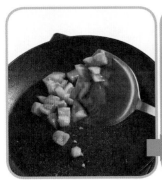 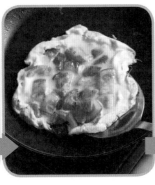 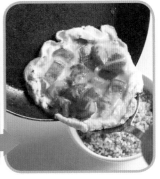

營養小叮嚀: 番茄本身性寒,吃太多會容易有腹瀉情況,大多數民眾會覺
得這樣可以降低體重,達到減肥目的,但站在健康減重的觀
點,並不建議單靠番茄做為單一減重食品,營養均衡再搭配
正確運動才是減重不二法門。

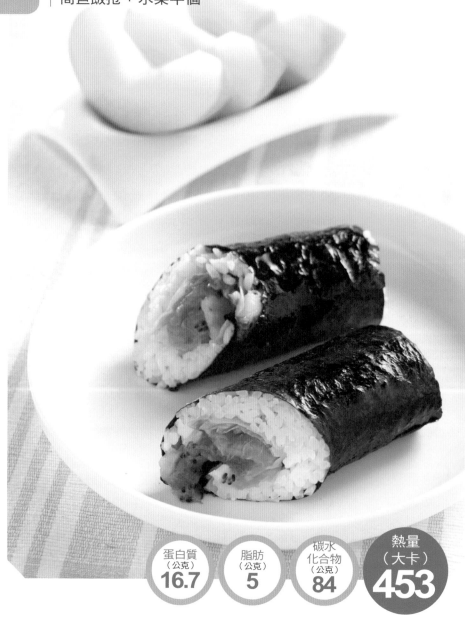

兒童減肥簡餐

02 萵苣飯捲餐

萵苣飯捲 + 水梨半個

蛋白質 （公克） 16.7	脂肪 （公克） 5	碳水 化合物 （公克） 84	熱量 （大卡） 453

078

主菜材料

1. 海苔一片
2. 白飯 150g
3. 萵苣 100g
4. 奇異果一個
5. 燻鮭魚片 30g

主菜作法

❶ 將萵苣、黃金奇異果等材料洗淨，同時切成片狀備用。

❷ 取海苔一片，舖上白飯、萵苣、黃金奇異果以及燻鮭魚片。

❸ 將所有食材捲成捲筒狀，即可食用。

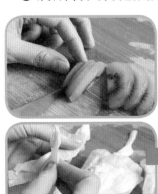
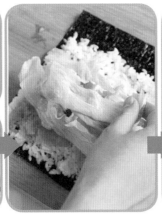
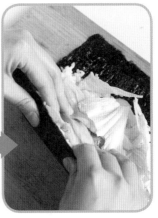

營養小叮嚀：可在飯捲裡增加蔬果的量，提高小朋友吃蔬果的機會，讓小
朋友在一條簡單的飯捲裡，同時攝入五大營養素，是推薦給
不愛吃蔬果的小朋友的優質減肥餐。若要增加小朋友鈣質的
攝取，可再加入一片低脂起士或一杯脫脂奶。

十種十分鐘就能做好的兒童減肥簡餐

03 里肌米堡餐

里肌米堡 + 黃金番茄

| 蛋白質
（公克）
21 | 脂肪
（公克）
13 | 碳水
化合物
（公克）
65 | 熱量
（大卡）
426 |

1. 糙米飯 150g
2. 苜宿芽 50g
3. 紫高麗菜 50g
4. 豬里肌肉 30g
5. 肉鬆 25g
6. 沙拉油 5g

主菜作法

❶ 熱鍋後加入沙拉油，再放入豬里肌肉煎熟備用。

❷ 取糙米飯，將形狀捏成漢堡狀。

❸ 將苜宿芽、紫高麗菜、煎好的豬里肌肉及肉鬆一起夾入米堡中，即可食用。

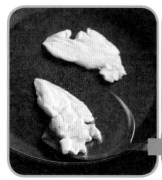 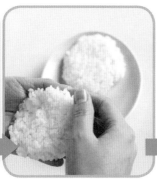 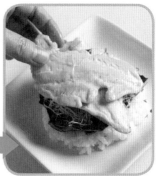

營養小叮嚀： 米堡可以用糙米飯取代白米飯，增加維生素 B 群及礦物質，來幫助代謝。同時可以增加飽足感，讓小朋友的減肥更有效率。

十種十分鐘就能做好的兒童減肥簡餐

04 法式三明治餐

法式三明治 + 金劍湯 + 橘子一個

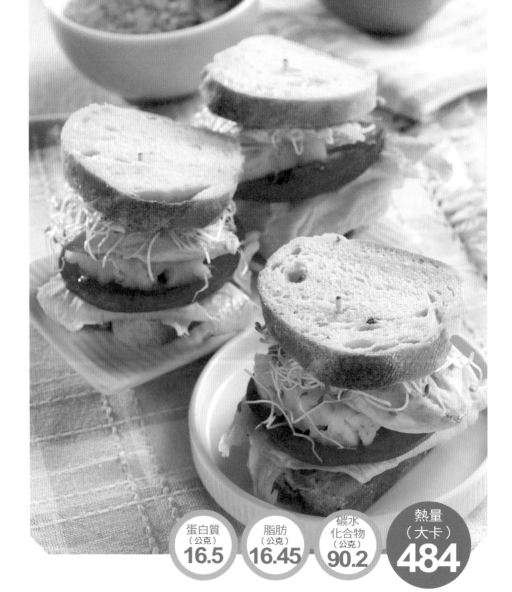

蛋白質 （公克）	脂肪 （公克）	碳水 化合物 （公克）	熱量 （大卡）
16.5	16.45	90.2	484

主菜材料

1. 法國麵包 120g
2. 萵苣 50g
3. 大番茄 50g
4. 鳳梨 40g
5. 燻雞肉 30g
6. 千島醬 5g
7. 沖泡式金針湯

主菜作法

❶ 先清洗萵苣及大番茄,並同時切片備用。

❷ 取法國麵包依序加入萵苣、大番茄、鳳梨以及燻雞肉,最後加上市售千島醬。

❸ 取 200 ～ 300cc 熱水,與市售金針湯包沖泡,即可食用。

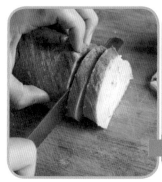 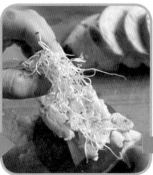 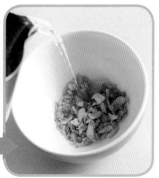

營養小叮嚀: 利用家裡沒吃完的法國麵包,再加入維生素 K 含量豐富的萵苣、酵素含量高的鳳梨、蛋白質含量豐富的燻雞肉,以及含有高抗氧化物質的大番茄,再搭配一碗清爽的金針湯,就是簡單又營養的減肥餐。

十種十分鐘就能做好的兒童減肥簡餐

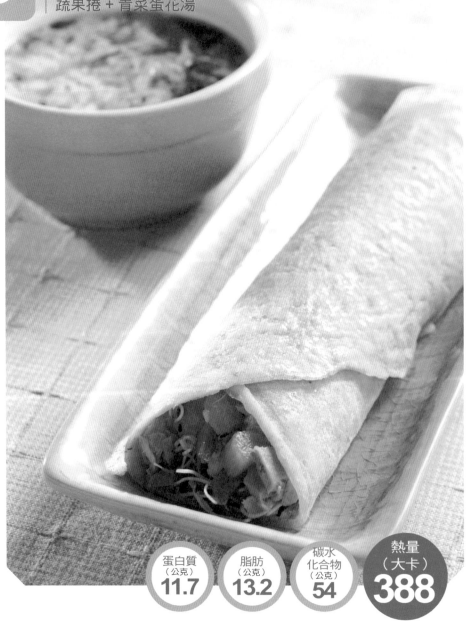

輕食蔬果捲餐

蔬果捲 + 青菜蛋花湯

蛋白質（公克）	脂肪（公克）	碳水化合物（公克）	熱量（大卡）
11.7	13.2	54	388

主菜材料

1. 全麥春捲皮一片
2. 奇異果 115g
3. 苜蓿芽 50g
4. 紅蘿蔔 50g
5. 水煮鮪魚沙拉 50g
6. 沖泡式青菜蛋花湯

主菜作法

❶ 將紅蘿蔔與奇異果清洗乾淨，切成絲狀備用。

❷ 取全麥春捲皮一張將食材依序排列好，捲起來即可。

❸ 取 200 ～ 300cc 熱水與市售青菜蛋花湯包，沖泡即可食用。

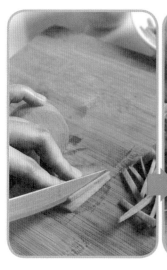 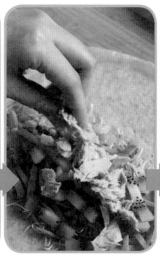 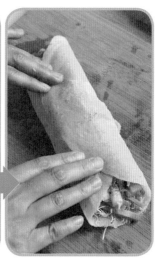

營養小叮嚀：一片春捲皮的熱量等於半碗飯，可以選用全麥春捲皮來取代。家中冷凍庫可以備著一些全麥春捲皮，如此一來忙碌的父母就可以隨時以最短的時間滿足小朋友挑剔的胃。

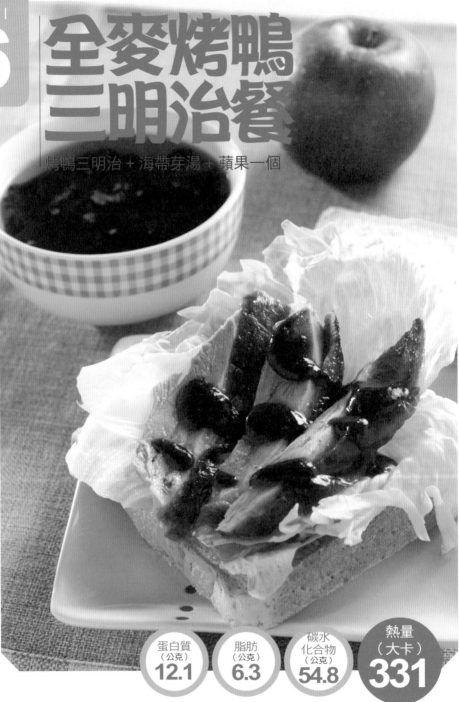

06 全麥烤鴨三明治餐

烤鴨三明治 + 海帶芽湯 + 蘋果一個

蛋白質 （公克）	脂肪 （公克）	碳水 化合物 （公克）	熱量 （大卡）
12.1	6.3	54.8	331

主菜材料

1. 全麥吐司 2 片　　2. 烤鴨 3 片
3. 蔥段 1 根　　　4. 萵苣 50g
5. 甜麵醬 10g　　　6. 沖泡式海帶芽湯包

主菜作法

❶ 清洗萵苣備用。

❷ 取 2 片全麥土司依序夾上萵苣、烤鴨、
　蔥段，最後淋上甜麵醬即可。

❸ 取 200 ～ 300cc 熱水與市售海帶芽湯包
　沖泡，即可食用。

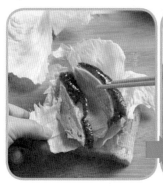 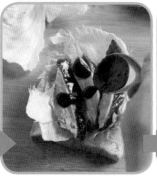 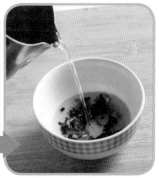

營養小叮嚀： 減肥期間應盡量避免白吐司，建議選擇全麥吐司。兩片普通
　　　　　　大小的去邊吐司，等於半碗飯的熱量，一片厚片吐司等於一
　　　　　　碗飯，在吃之前還請留意吐司的份量。建議家長，烤鴨的皮
　　　　　　在吃之前也要先去掉，以減少小朋友油脂的攝取喔！

07 柴魚花壽司套餐

柴魚花壽司 + 柴魚豆腐 + 棗子二個

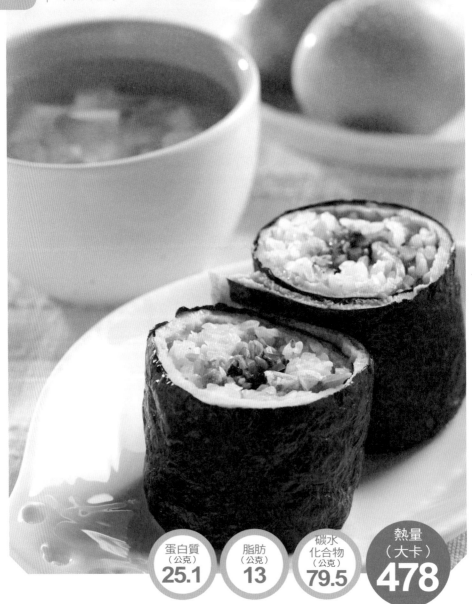

蛋白質 （公克）	脂肪 （公克）	碳水 化合物 （公克）	熱量 （大卡）
25.1	13	79.5	478

主菜材料

1. 胚芽飯 150g
2. 蛋皮 55g
3. 紅蘿蔔絲 50g
4. 海帶絲 50g
5. 香鬆 3g
6. 海苔一片
7. 柴魚片適量
8. 豆腐 50g

主菜作法

❶ 將蛋打散，取沙拉油煎成蛋皮備用。

❷ 取一張海苔片舖上胚芽飯、蛋皮、紅蘿蔔絲、海帶絲之後，灑上香鬆捲起來，再切成適當大小。

❸ 煮滾開水，依序放入豆腐及柴魚片，再加入少許鹽，即可食用。

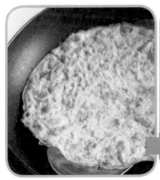 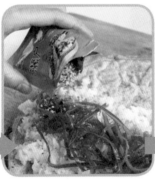 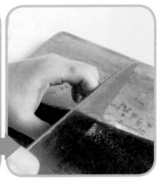

營養小叮嚀：壽司是大人小孩都愛吃的食物，減肥時若想吃，只要將白飯換成胚芽飯，再搭配蛋皮、海帶絲及可以強化皮膚黏膜、保護眼睛、避免發生夜盲症、維持骨骼正常發育的紅蘿蔔，就可將一般缺少蔬菜類的壽司變得更營養，讓小寶貝減重更有效率喔！

十種十分鐘就能做好的兒童減肥簡餐

08 蛤蠣麵線餐

蛤蠣麵線 + 葡萄 13 個

蛋白質 （公克）	脂肪 （公克）	碳水 化合物 （公克）	熱量 （大卡）
14.7	8.2	64.7	347

主菜材料

1. 乾麵線 75g　　2. 絲瓜 100g
3. 蛤蠣 60g　　　4. 薑片少許

主菜作法

❶ 先將蛤蠣吐沙及絲瓜洗淨切片備用。

❷ 將水煮開依序放入絲瓜、蛤蠣以及乾麵線，最後加入薑片。

❸ 食用前加入香油，即可食用。

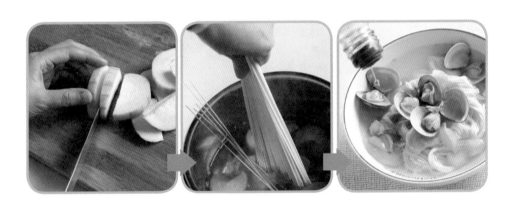

營養小叮嚀： 100g 蛤蠣裡頭含有 74.7μg 的維生素 B12，對醣類和脂肪代謝有重要功用，若小朋友有食慾不振、消化不良、舌頭發炎及失去味覺等症狀，有可能是缺乏維生素 B12，可利用這道蛤蠣麵線來改善。

十種十分鐘就能做好的兒童減肥簡餐

09 肉絲米苔目餐

肉絲米苔目 + 蓮霧一個

蛋白質（公克）	脂肪（公克）	碳水化合物（公克）	熱量（大卡）
13.9	3.4	52.7	294

1. 米苔目 120g   2. 豬肉絲 35g
3. 黑木耳 50g   4. 金針 50g
5. 新鮮香菇 50g 6. 薑絲及蔥花適量

主菜作法

❶ 將木耳、香菇洗淨,切絲備用。

❷ 取適當水煮開,依序放入豬肉絲、黑木耳、金針及新鮮香菇。

❸ 最後放入米苔目、薑絲及蔥花,等煮開即可食用。

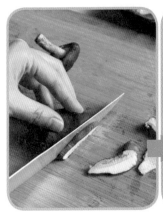 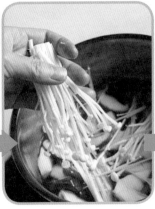 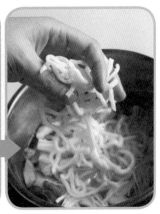

營養小叮嚀: 木耳具有抗凝血作用,適當攝取可預防冠狀動脈疾病發生, 同時也含有些許蛋白質、醣類、鐵以及幫助減肥效果的鈣和 促進代謝的維生素,強力推薦給要減肥的小朋友們。

十種十分鐘就能做好的兒童減肥簡餐

10 菠菜餛飩蛋花湯

菠菜餛飩蛋花湯 + 木瓜 1/4 個

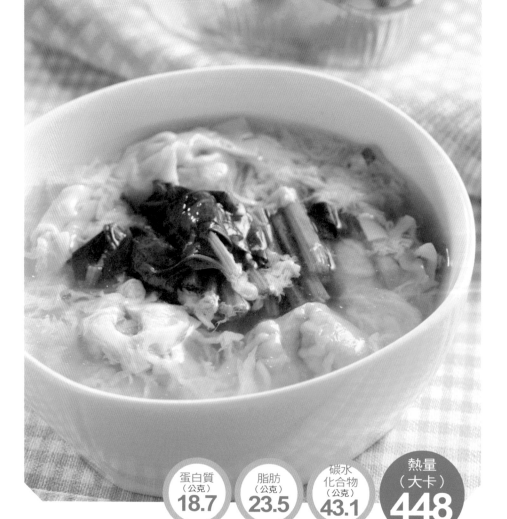

蛋白質 （公克）	脂肪 （公克）	碳水 化合物 （公克）	熱量 （大卡）
18.7	23.5	43.1	448

1. 市售餛飩 8 個
2. 蛋 1 個
3. 菠菜 100g

主菜作法

❶ 將菠菜清洗、切好備用。

❷ 取適當水煮開，依序放入餛飩、菠菜。

❸ 最後打上蛋花，即可食用。

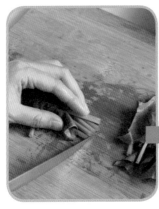 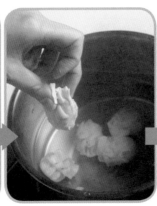 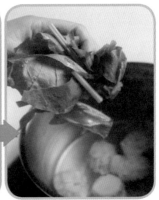

營養小叮嚀：一般民眾很常在小吃店點一碗餛飩麵就解決一餐，但餛飩麵的缺點在於五穀根莖類份數超量、但蔬菜類不足。建議只點一碗餛飩湯，搭配一個蛋及足夠的蔬菜，就是營養又豐富的減肥餐了。

十種十分鐘就能做好的兒童減肥簡餐

Notes

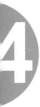
4 十種十分鐘就能做好的
兒童減肥點心

營養師小叮嚀

　　優質點心的首要條件，在於要能解決小朋友的飢餓感，但又不能影響到晚餐的食慾。對於已經超重或肥胖的兒童，在點心種類及份量上，要更加謹慎。建議提供給孩子低熱量的壽司、清爽的生菜或水果沙拉、自製的煎餅等，才能兼顧營養均衡及熱量適當。

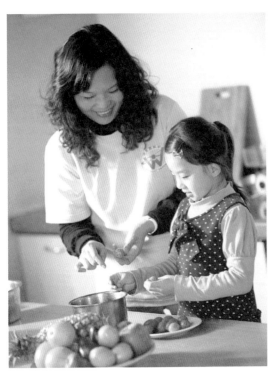

　　準備點心時，可以邀請孩子一起參與，中年級以上的，可以幫忙捲蛋捲、捏壽司、打蛋花等，年紀小一點的，可以幫忙清洗或整理食材。小朋友在邊學、邊做、邊玩的過程中，會非常有成就感喔！

▲讓小孩一起參與點心的製作，可增加他們的成就感。

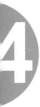
十種十分鐘就能做好的兒童減肥點心

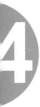
097

01 繽紛握壽司

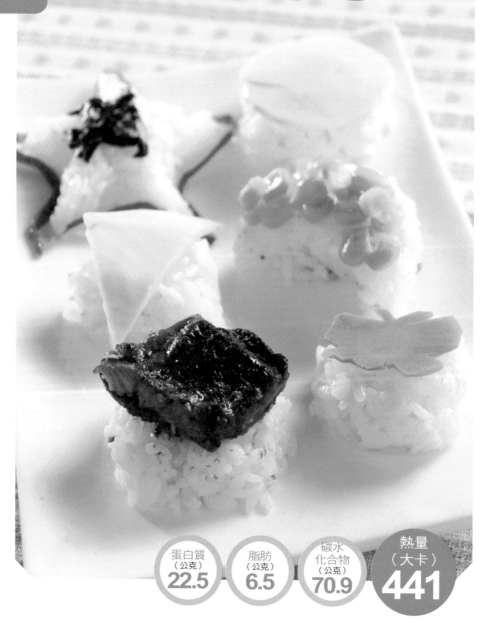

蛋白質 （公克）	脂肪 （公克）	碳水 化合物 （公克）	熱量 （大卡）
22.5	6.5	70.9	441

材　料

1. 白醋 5g
2. 白飯 150g
3. 適量砂糖
4. 玉米粒 30g
5. 起士 1 片
6. 紅蘿蔔 50g
7. 海帶芽 50g
8. 蒲燒鰻 30g

作　法

❶ 將白飯、白醋及砂糖，拌勻備用。

❷ 將醋飯製捏成圓形、三角形、四方形、星星、月亮等造型。

❸ 分別將玉米粒、起士、紅蘿蔔、海帶芽以及蒲燒鰻擺放至醋飯上，即可食用。

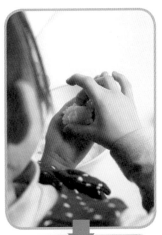

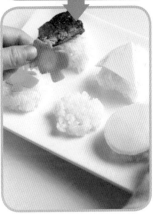

營養小叮嚀：也可用蒟蒻飯來代替白飯，降低熱量，再搭配小朋友喜愛的玉米粒、蒲燒鰻以及紅蘿蔔、海帶絲等，此道五顏六色的點心可以提高小朋友的食慾，還可同時增加小朋友的的蔬菜攝取量。

02 鮮蔬沙拉

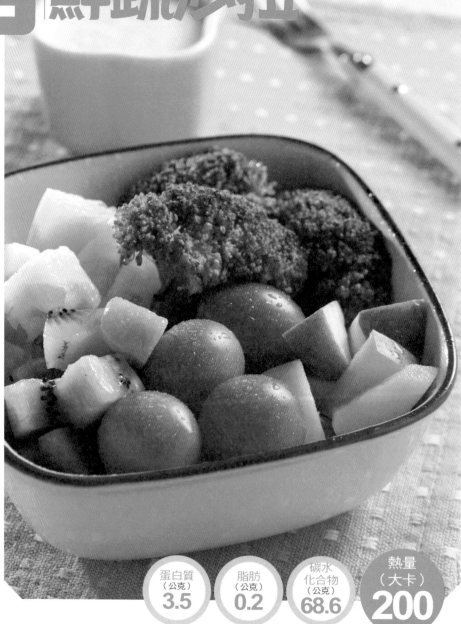

蛋白質（公克）	脂肪（公克）	碳水化合物（公克）	熱量（大卡）
3.5	0.2	68.6	200

1. 綠花椰菜 50g
2. 鳳梨 40g
3. 奇異果 125g
4. 蘋果 65g
5. 無糖優格 100g

作　法

❶ 綠花椰菜川燙好備用。

❷ 將鳳梨、奇異果以及蘋果切小丁
　備用。

❸ 最後將所有食材淋上無糖優格，
　即可食用。

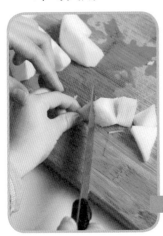 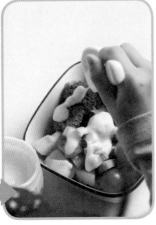

營養小叮嚀：家長可以利用點心時間，來幫小朋友補足一天不足的蔬果
　　　　　　量，只要將沙拉的高熱量換成高鈣的無糖優格，就是一道簡
　　　　　　單又低熱量的點心。

十種十分鐘就能做好的兒童減肥點心

03 | 魚鬆三明治

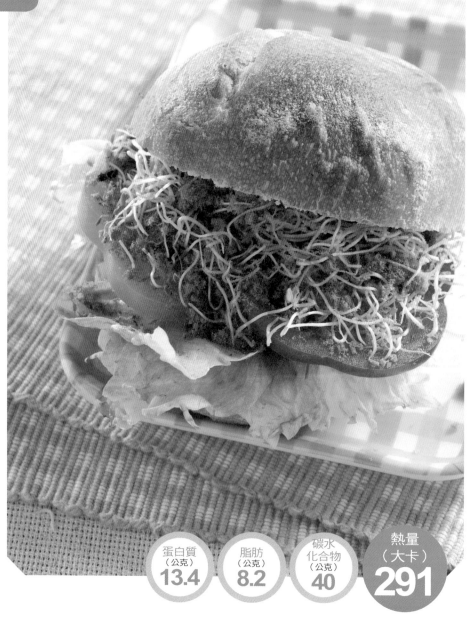

蛋白質 （公克）	脂肪 （公克）	碳水 化合物 （公克）	熱量 （大卡）
13.4	8.2	40	291

材　料

1. 全麥餐包 1 個　　2. 魚鬆 1 匙（25g）
3. 萵苣 50g　　　　4. 甜椒 50g
5. 苜蓿芽 20g

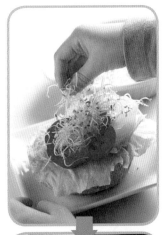

作　法

❶ 將所有食材，清洗好備用。

❷ 萵苣、甜椒、苜蓿芽依序放入全麥
　餐包中。

❸ 最後灑上一湯匙的魚鬆，即可食用。

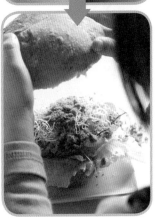

營養小叮嚀： 將一般餐包換成全麥的餐包，可以增加纖維量，提升減肥效率。甜椒的營養密度高，同時含豐富的維生素 C，還具有預防動脈硬化的功能。建議多放蔬菜類，才是減肥時該吃的好組合。

04 全麥高纖煎餅

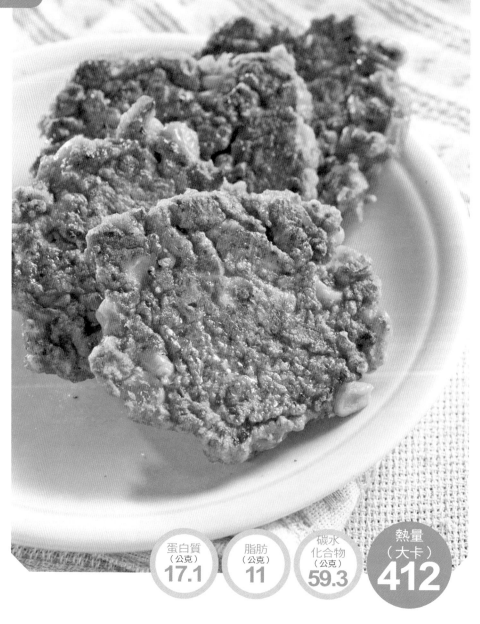

蛋白質 （公克）	脂肪 （公克）	碳水 化合物 （公克）	熱量 （大卡）
17.1	11	59.3	412

材　料

1. 全麥麵粉 60g
2. 蛋 1 個
3. 玉米粒 30g
4. 紅蘿蔔 25g
5. 毛豆 25g
6. 沙拉油 5g

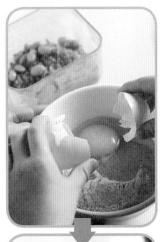

作　法

❶ 將蛋與全麥麵粉攪拌，成為麵糊。

❷ 分別將玉米粒、紅蘿蔔及毛豆依序放入麵糊中拌勻。

❸ 加入沙拉油於平底鍋中，再倒入拌好的麵糊，煎至麵皮呈金黃色，即可食用。

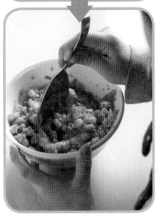

營養小叮嚀： 高纖煎餅中所含的材料，都非常適合減肥中的小朋友吃，裡頭毛豆的纖維可以促進胃腸蠕動，預防便祕，在幫助減肥的同時，還可以提供有利小朋友成長時所需的蛋白質。

十種十分鐘就能做好的兒童減肥點心

05 雙色蛋捲

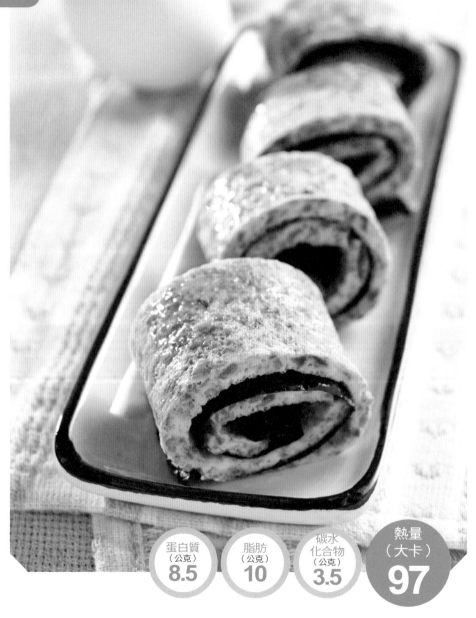

蛋白質（公克）	脂肪（公克）	碳水化合物（公克）	熱量（大卡）
8.5	10	3.5	97

材 料

1. 蛋 1 個　　　2. 紅蘿蔔末 25g
3. 紫高麗菜 25g　4. 海苔 1 片
5. 沙拉油 5g

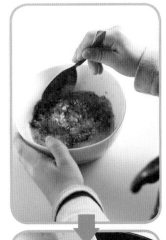

作 法

❶ 紅蘿蔔、紫高麗菜切成細末與蛋拌勻。

❷ 取沙拉油先熱油鍋，再加入已拌好的蛋液，煎熟做成蛋皮備用。

❸ 取一片海苔與煎好的蛋皮捲起成蛋捲狀，即可食用。

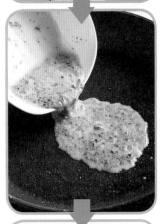

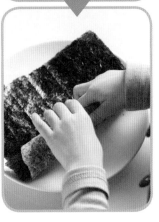

營養小叮嚀：傳統的蛋捲含有高量的糖及油，通常一捲就有 100 大卡的熱量。建議在自己製作時，可以減少油脂使用量，再加上蔬菜，就可以避免傳統蛋捲不利減肥的缺點。

十種十分鐘就能做好的兒童減肥點心

06 蒸布丁

蛋白質 （公克）	脂肪 （公克）	碳水 化合物 （公克）	熱量 （大卡）
14	5.6	12.6	159

材 料

1. 脫脂鮮奶 200ml

2. 雞蛋 1 個

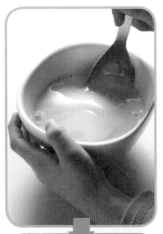

作 法

❶ 將雞蛋 1 個與脫脂鮮奶拌勻成鮮奶
  蛋液。

❷ 取拌勻的鮮奶蛋液放到容器中。

❸ 將鮮奶蛋液放入電鍋中，加熱至
  10 至 15 分鐘成布丁狀，即可食用。

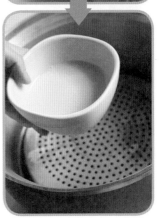

營養小叮嚀： 小朋友對於布丁總是無法抗拒，只要將家中隨手可得的雞蛋
跟鮮奶打勻，送進電鍋中蒸熟，即是一道大家搶著吃的點心。
建議家長盡量使用低脂或脫脂鮮奶來製作，可以降低熱量
喔！

十種十分鐘就能做好的兒童減肥點心

煎芋頭糕

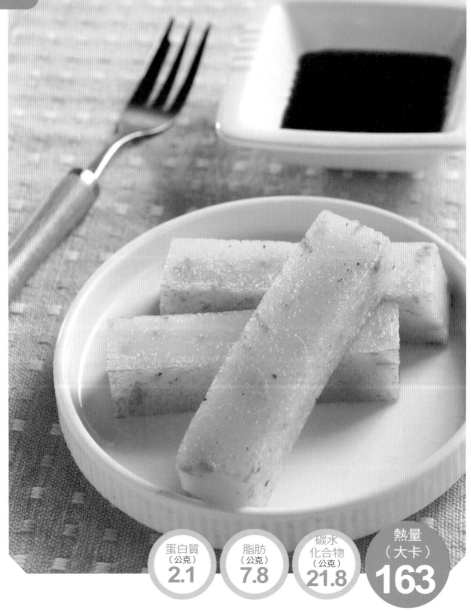

蛋白質 （公克）	脂肪 （公克）	碳水 化合物 （公克）	熱量 （大卡）
2.1	7.8	21.8	163

材 料

1. 芋頭糕 100g
2. 沙拉油 5g

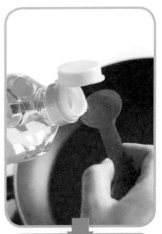

作 法

❶ 先取沙拉油,熱油鍋。

❷ 將芋頭糕放入已熱好的油鍋中煎
熟,即可食用。

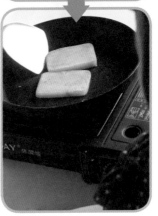

營養小叮嚀: 以天然的六大類食物為來源,是優質點心的必要條件。使用
少許的植物油將芋頭糕煎熟,就可以做為下午點心,因為芋
頭除了澱粉之外同時含有蛋白質、維生素 B1、C、鈣質、鐵、
鉀以及膳食纖維,可以豐富營養素的攝取。要留意的是,芋
頭屬於五穀根莖類,所以要記得不能過量喔!

十種十分鐘就能做好的兒童減肥點心

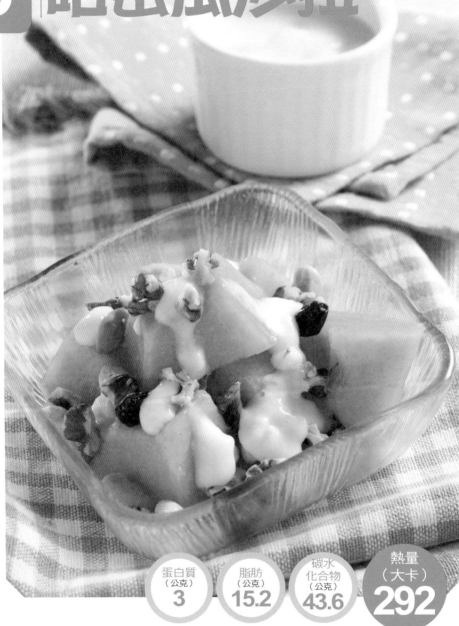

哈密瓜沙拉

蛋白質	脂肪	碳水	熱量
（公克）	（公克）	化合物	（大卡）
		（公克）	
3	15.2	43.6	292

材 料

1. 杏仁果 7g   2. 核桃 7g
3. 腰果 8g   4. 葡萄乾 10g
5. 哈密瓜 195g   6. 無糖優格 100g

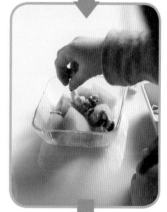

作 法

❶ 將哈密瓜切丁備用。

❷ 分別將杏仁果、核桃、腰果、葡萄乾與哈密瓜丁，依序擺放入碗中。

❸ 最後淋上無糖優格，即可食用。

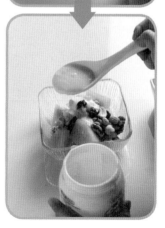

營養小叮嚀： 炎熱的午後來一盤水果沙拉，既消暑又營養。哈密瓜富含維生素C、胡蘿蔔素以及鉀離子，具有利尿、消除浮腫的功效，但由於它的甜度高，很容易一口接一口，提醒要控制體重的小朋友吃之前，先用容器裝好一定份量，才不會吃過多。

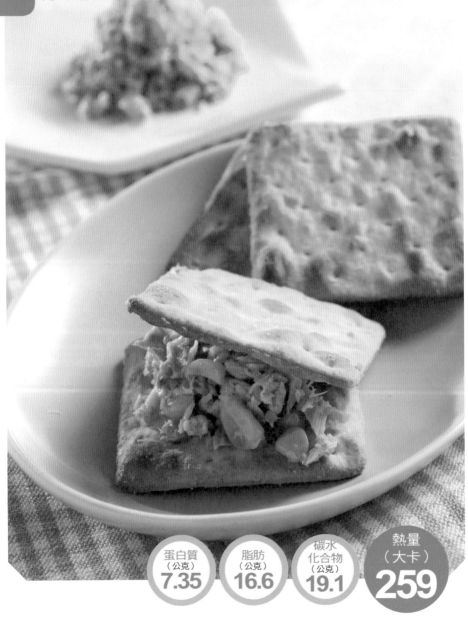

鮪魚三明治

蛋白質（公克）	脂肪（公克）	碳水化合物（公克）	熱量（大卡）
7.35	16.6	19.1	259

材 料

1. 蘇打餅 2 片　　2. 罐頭水煮鮪魚 50g
3. 玉米粒 30g　　4. 紅蘿蔔末 25g

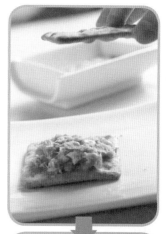

作 法

❶ 將紅蘿蔔切小丁備用。
❷ 取適量玉米粒、紅蘿蔔及水煮鮪魚
拌勻。
❸ 將拌勻好的鮪魚擺放至蘇打餅上，
即可食用。

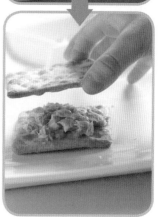

營養小叮嚀：利用家中常有的蘇打餅再加上富含 EPA、DHA 的水煮鮪魚，
搭配維生素 A 的玉米粒及紅蘿蔔末，在減肥的同時還可以隨
時保持清晰的頭腦，以應付繁重的課業。但市售的鮪魚罐頭
油脂還是略多，建議先將多餘的油脂去掉再食用。

10 豆漿脆片

蛋白質 （公克） **8.3**	脂肪 （公克） **5.2**	碳水 化合物 （公克） **17.7**	熱量 （大卡） **152**

材料

1. 無糖豆漿 260ml
2. 玉米脆片 20g

作法

❶ 備好市售玉米脆片與無糖豆漿。

❷ 攪拌之後即可食用。

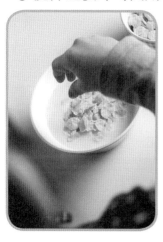

營養小叮嚀：現在市售的玉米脆片為了讓小朋友的營養更均衡，都會另外
添加維生素及礦物質，建議搭配無糖豆漿，可以減少不需要
的熱量，同時又能補充到蛋白質，來調節生理機能，建造及
修補身體組織。

Notes

5 十種五分鐘就能做好的兒童減肥健康蔬果汁

營養師小叮嚀

在炎熱的夏天午後，來杯現榨、現打的蔬果汁，是最大的享受。鑑於近來市售飲料被添加了塑化劑引起的恐慌，相信無論是家長或小孩都會一致認同，自己製作的果汁，才是最健康的。

製作蔬果汁時，建議選擇當季、當令的食材，既好吃又便宜。新鮮的水果加低脂或脫脂牛奶一起打，就成了營養的果汁牛奶；加一點冰塊一起攪打，就成了美味冰沙。同樣的，在製作時，可多讓孩子參與其中的動作，例如秤出合適的重量、削皮、切塊、去籽等等，在親子的通力合作之下，五分鐘就能搞定喔！

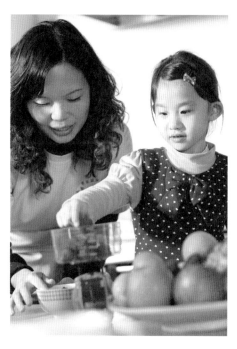

▲製作蔬果汁時，小朋友可以幫忙秤出合適的份量。

01 哈密瓜牛奶

| 蛋白質
（公克）
8.1 | 脂肪
（公克）
1.3 | 碳水
化合物
（公克）
26.1 | 熱量
（大卡）
142 |

材　料

1. 哈密瓜 195g
2. 脫脂鮮奶 200ml

作　法

❶ 先將哈密瓜去皮，切小丁。

❷ 將哈密瓜與脫脂奶放至果汁機中，打拌均勻，即可飲用。

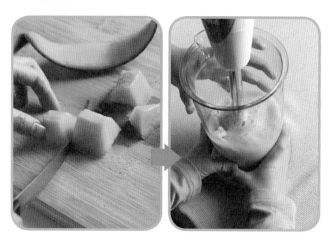

營養小叮嚀： 也可以將 195g 哈密瓜換成 250g 西瓜，它們提供的熱量都是 60 大卡。西瓜含有茄紅素、鉀離子之外，還有一個利尿的瓜胺酸成分，可改善高血壓及膀胱炎，也有利於減肥。

十種五分鐘就能做好的兒童減肥健康蔬果汁

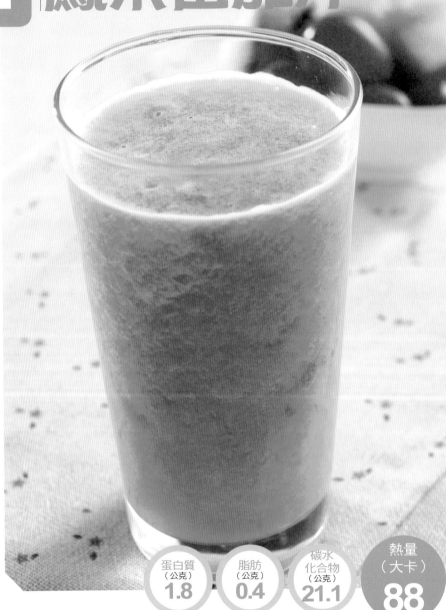

02 鳳梨番茄汁

蛋白質 （公克） **1.8**	脂肪 （公克） **0.4**	碳水 化合物 （公克） **21.1**	熱量 （大卡） **88**

材　料

1. 鳳梨 100g　　　　2. 番茄 100g
3. 蜂蜜 1 茶匙　　　4. 冷開水適量

作　法

❶ 將鳳梨、番茄先處理切丁備用。
❷ 將上述水果依序放到果汁機中，再加入一匙蜂蜜及
　適量開水，攪拌均勻，即可飲用。

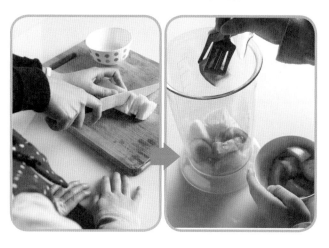

營養小叮嚀：鳳梨含有膳食纖維、維生素 A、維生素 B1、維生素 C、類胡
蘿蔔素、鉀等營養素，其內含的糖蛋白質酵素與鹽類有利尿
作用，維生素 B1 可以消除疲勞、幫助代謝，建議減肥的小
朋友可多選用。

十種五分鐘就能做好的兒童減肥健康蔬果汁

123

03 | 紅蘿蔔柳橙汁

| 蛋白質（公克）2.7 | 脂肪（公克）0.9 | 碳水化合物（公克）29 | 熱量（大卡）124 |

124

材　料

1. 紅蘿蔔 100g

2. 柳橙 200g

作　法

❶ 分別將紅蘿蔔、柳丁先洗淨，去皮後榨汁備用。

❷ 將紅蘿蔔、柳丁汁混合後，即可飲用。

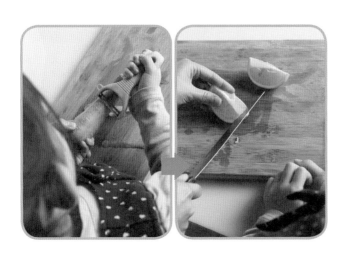

十種五分鐘就能做好的兒童減肥健康蔬果汁

營養小叮嚀：柳丁所含的營養素以纖維素以及維生素 C 為主，水溶性的維生素很容易流失掉，所以榨汁完就要馬上喝完。擠汁後的果皮不要馬上丟棄，可以將柳丁皮加入米酒煮過後，再放入浴缸來泡澡，可以提升代謝率，讓減肥事半功倍。

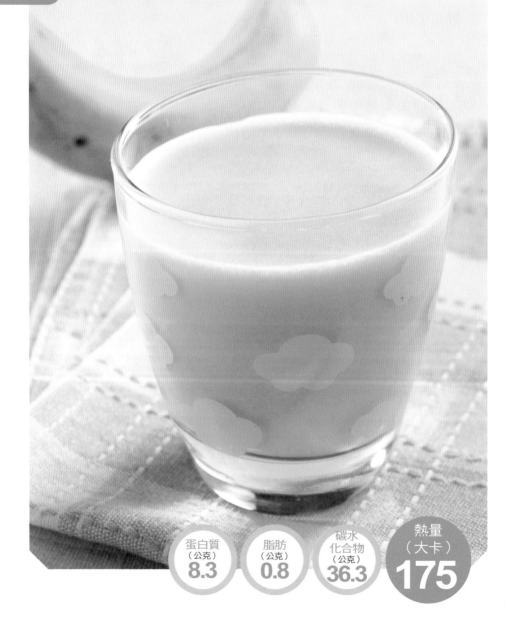

香蕉奶昔

| 蛋白質
（公克）
8.3 | 脂肪
（公克）
0.8 | 碳水
化合物
（公克）
36.3 | 熱量
（大卡）
175 |

材料

1. 脫脂鮮奶 200ml
2. 香蕉半根

作法

❶ 將香蕉半根與脫脂鮮奶一起放入果汁機中。

❷ 攪打均勻,即可飲用。

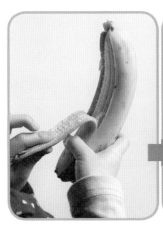
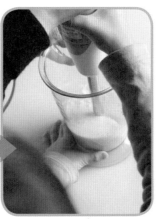

營養小叮嚀: 香蕉裡有含色氨酸,可以提升血液裡面的血清素,因此可以
讓減重者的心情愉快;另外也含有鉀離子,可以排除鹽分、
降血壓,也可以利尿。要提醒的是,一根香蕉等於兩份的水
果,幾乎等於半碗飯的熱量,所以要特別留意吃進去的量,
才能控制好體重。

十種五分鐘就能做好的兒童減肥健康蔬果汁

05 蘋果優酪乳

蛋白質（公克）	脂肪（公克）	碳水化合物（公克）	熱量（大卡）
6.3	0.3	39.3	180

1. 蘋果 100g
2. 無糖優酪乳 200ml

作 法

❶ 蘋果洗淨後,削皮備用。
❷ 無糖優酪乳與切好的蘋果放到果汁機中,攪打均
　 勻,即可飲用。

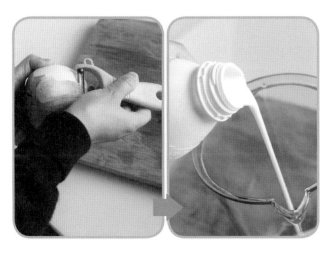

營養小叮嚀: 蘋果可以潤肺、滋潤氣管,且富含水溶性食物纖維,可以幫
　　　　　　助腸胃蠕動有助排便,也可以消滅有害的腸內菌,把體內毒
　　　　　　素排出,有利改善身體狀況。同時也因為蘋果的纖維質高,
　　　　　　較容易產生飽足感,所以是推薦給減肥者的首選水果。

十種五分鐘就能做好的兒童減肥健康蔬果汁

06 紅蘿蔔鳳梨汁

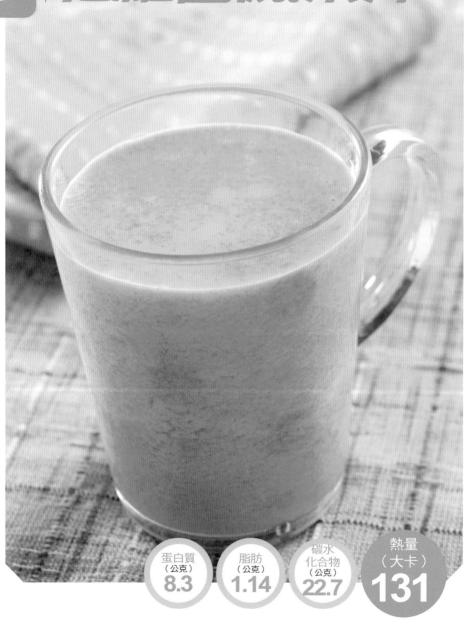

蛋白質（公克）	脂肪（公克）	碳水化合物（公克）	熱量（大卡）
8.3	1.14	22.7	131

1. 脫脂鮮奶 200ml
2. 紅蘿蔔 100g
3. 鳳梨 20g

作　　法

❶ 將紅蘿蔔削皮切塊備用。
❷ 果汁機中分別放入紅蘿蔔、脫脂鮮奶及鳳梨，攪打
　均勻，即可飲用。

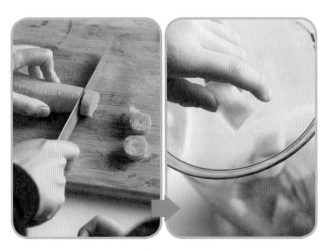

營養小叮嚀：有鑑於現在小朋友患近視的比例越來越高，因此建議家長平時多提供一些維生素 A 來源豐富的食物給小朋友，例如胡蘿蔔等。在家中準備胡蘿蔔汁時，可以加入 2 至 3 顆的堅果類（例如腰果、核桃、杏仁果）一起打，可以讓胡蘿蔔裡的脂溶性維生素 A 更容易被人體吸收。

十種五分鐘就能做好的兒童減肥健康蔬果汁

07 水蜜桃牛奶冰沙

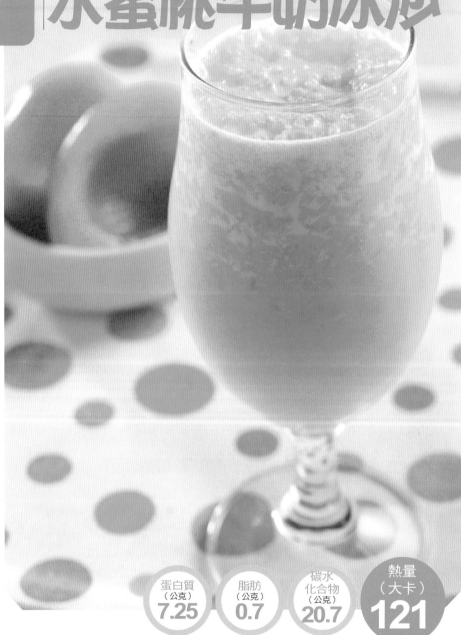

蛋白質 （公克）	脂肪 （公克）	碳水 化合物 （公克）	熱量 （大卡）
7.25	0.7	20.7	121

1. 脫脂鮮奶 200ml
2. 罐頭水蜜桃 50g
3. 冰塊適量

作　法

❶ 將水蜜桃切丁。

❷ 將脫脂鮮奶、水蜜桃與冰塊放入果汁機中攪打均
　　勻，即可飲用。

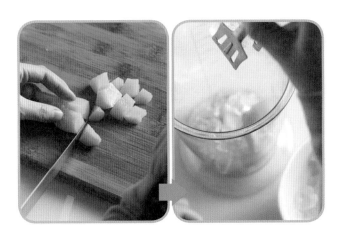

營養小叮嚀：水蜜桃裡頭含有維生素 C、菸鹼酸及鉀離子，能夠穩定皮膚
　　　　　　與神經，水蜜桃牛奶冰沙可以給容易精神緊繃的小朋友作為
　　　　　　降壓飲品，同時也含有果膠、膳食纖維，可以預防便祕，幫
　　　　　　助排便順暢。

十種五分鐘就能做好的兒童減肥健康蔬果汁

08 草莓奇異果汁

蛋白質 （公克） **2.3**	脂肪 （公克） **0.5**	碳水 化合物 （公克） **25.3**	熱量 （大卡） **103**

材　料

1. 草莓 16 個
2. 奇異果一個 100g
3. 冰塊適量

作　法

❶ 先將奇異果去皮切塊。

❷ 將切塊的奇異果和草莓放到果汁機中，加入冰塊攪拌均勻，即可飲用。

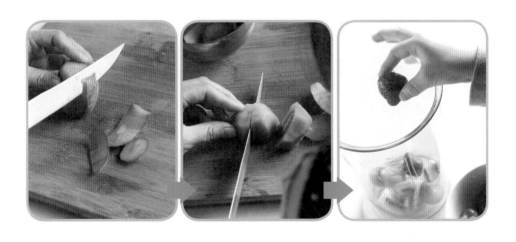

營養小叮嚀：草莓也是富含維生素 C 的水果之一，可以預防牙齦出血，增加對傳染病的抵抗力，同時也可以幫助體內膠原蛋白的合成，讓減肥後的鬆弛皮膚可以變光滑，兼有美白的效果。

十種五分鐘就能做好的兒童減肥健康蔬果汁

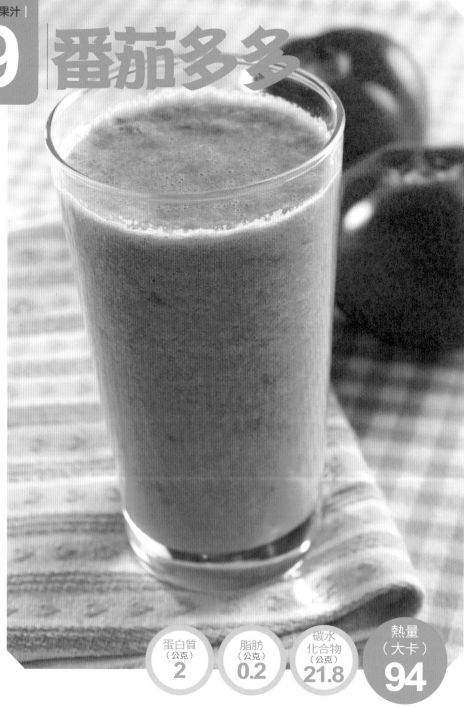

番茄多多

蛋白質 （公克）	脂肪 （公克）	碳水 化合物 （公克）	熱量 （大卡）
2	0.2	21.8	94

1. 番茄一個（100g）
2. 養樂多一瓶（100ml）

作　法

❶ 將番茄切塊，放入果汁機中。
❷ 將打好的番茄汁加入養樂多一瓶攪拌均
　勻，即可飲用。

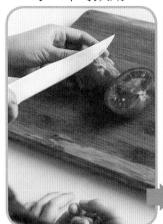 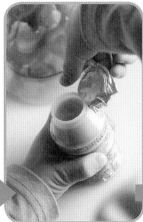 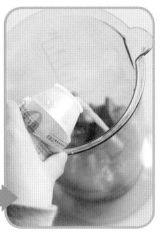

十種五分鐘就能做好的兒童減肥健康蔬果汁

營養小叮嚀： 不論是紅的或黃的番茄，都含有高量的纖維質，可以促進腸
胃蠕動，幫助排便順暢，預防便祕，同時可以降血脂、膽固
醇；再加上低熱量的養樂多，就成了一杯促進腸道代謝機能
的飲品。

10 葡萄冰沙

蛋白質 （公克）	脂肪 （公克）	碳水 化合物 （公克）	熱量 （大卡）
0.7	0.2	24.7	97

材　料

1. 葡萄 100g（約 13 粒）
2. 冰塊適量

作　法

❶ 將葡萄洗淨，放入果汁機中，再加入冰塊。

❷ 攪打均勻，即可食用

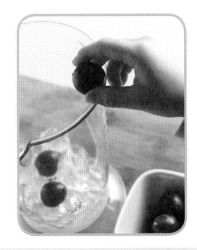

營養小叮嚀：食用新鮮葡萄有防止血液凝結及增加好的膽固醇作用，若不考慮農藥殘留問題，所有種類的葡萄皮都富含黃酮素、單寧酸，可以防止因活性氧而產生的細胞氧化，對於防癌也有幫助；雖葡萄籽有強的抗氧化成分，但葡萄籽不易消化吸收，容易傷害胃壁，所以不建議直接食用，可以將葡萄洗淨後放到冷凍庫結成冰之後，再利用果汁機打成冰沙，來獲得整顆葡萄的營養素。

十種五分鐘就能做好的兒童減肥健康蔬果汁

06 兒童減肥速食與零食食譜

速食的選購原則

在媒體廣告的強力促銷之下，幾乎沒有兒童能夠抵擋速食的誘惑。當減肥中的兒童想要吃速食時，父母偶爾可以通融一下，只要注意在點餐時遵照以下原則即可。

1. 選漢堡時

避免高熱量的內容物，例如油炸雞腿，選購烤牛肉或滷肉片等食材，就可以降低熱量。

2. 選附湯時

速食店的湯品通常以濃湯為主，建議父母和小朋友盡量多選擇以蔬菜類為主煮成的湯品，才可以避免都是五穀根莖類所提供的熱量。

3. 選配餐時

不要選擇炸薯條、炸薯餅，最好點一份生菜沙拉，並搭配低熱量的和風醬，就能有助於減重。

4. 選飲料時

　　避免選熱量高的可樂、汽水，減重時無糖飲品是最好的選擇。
若真的想喝一點含糖飲料，可以點一杯小杯的，並且喝一半就好，
減少糖類的攝取。

速食 1	品名	熱量 （大卡）	蛋白質 （公克）	脂肪 （公克）	碳水 化合物 （公克）
	肉鬆蛋餅捲餐				
	肉鬆蛋餅捲 一份	235	8.3	8	32.4
	鮮奶 一大杯	156	7.1	9	13
	總　計	391	15.4	17	45.4

速食 2	品名	熱量 （大卡）	蛋白質 （公克）	脂肪 （公克）	碳水 化合物 （公克）
	番茄吉士漢堡套餐				
	番茄吉士漢堡 一個	286	15.2	11.7	29.9
	摩斯鮮乳 一瓶	130	5.8	7.2	10.7
	總　計	416	21	18.9	40.6

速食 3	品名	熱量 （大卡）	蛋白質 （公克）	脂肪 （公克）	碳水 化合物 （公克）
	吉事漢堡餐				
	吉事漢堡 一個	310	16	13	32
	玉米湯（小） 一杯	100	2	2.5	18
	陽光沙拉 一份	25	1	0	5
	總　計	435	19	15.5	55

速食 4	品名	熱量（大卡）	蛋白質（公克）	脂肪（公克）	碳水化合物（公克）
	漢堡鮮菇套餐				
	漢堡 一個	320	15.2	12.6	36.2
	鮮菇濃湯 一杯	79	1.7	3.3	10.8
	玉露茶 一杯	0	0.4	0	0
	總 計	399	17.3	15.9	47

速食 5	品名	熱量（大卡）	蛋白質（公克）	脂肪（公克）	碳水化合物（公克）
	烤雞鮮蔬套餐				
	蜜汁烤雞堡 一個	366	24.6	10.9	41
	寒天海藻 鮮蔬沙拉一份	33	1.4	0.5	5.6
	焙煎黑豆茶 一杯	2	0	0	0.3
	總 計	401	26	11.4	46.9

兒童減肥速食與零食食譜

零食的選購原則

　　一般市售的零食營養普遍不足，同時伴隨高油及高糖，是體重控制的大忌。但兒童難免想要吃零食，此時父母應幫小孩控制食用的份量。例如一次只吃半個麵包、三片餅乾、半包爆米花，把熱量控制好，小朋友的口腹之慾滿足了，就更有信心和熱情繼續做好體重管理。

　　此外，也建議父母可較常提供脫脂牛奶、生菜沙拉或水果給小朋友，以補足吃零食所欠缺的蛋白質、維生素及礦物質喔！

零食 1	品名	熱量（大卡）
	可口奶滋餅乾 3 片	96
	葡萄汁一杯	41.2
	總熱量	137.2

零食 2	品名	熱量（大卡）
	奶酥麵包半個	180
	無糖紅茶一杯	0
	總熱量	180

零食 3	品名	熱量（大卡）
	纖穀餅乾 2 塊	194
	無糖綠茶一杯	0
	總熱量	194

零食 4	品名	熱量（大卡）
	紫菜蘇打餅 3 片	100.5
	番茄汁一杯	49.6
	總熱量	150.1

零食 5	品名	熱量（大卡）
	奶油爆米花（半包）	184
	可口可樂 zero 一罐	0
	總熱量	184

146

PART

3

〔玩樂篇〕
蕭醫師的兒童
減肥健康運動

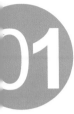

親子健康瘦身 game

教練小叮嚀

健身教練或舞蹈老師在設計兒童減肥的運動時，常會陷入幾個迷思中，包括：「這個運動可以燃燒多少熱量？」「這個運動可以達到什麼功效？」……等等，這是因為我們把成人減重的概念套用到小朋友身上。

蕭醫師不斷提醒，不能用成人減肥的方法套用在兒童身上。事實上，如果我們回歸到兒童減肥的原點：「讓孩子在快樂遊戲中，自然而然甩掉身上肥肉」，那麼很多迷思及困惑就可迎刃而解。

不須太在意這個運動能燃燒多少熱量，父母或老師只要提醒自己，讓孩子遠離三電（電視、電腦、電玩），把他們從書桌前、沙發上帶離，鼓勵他們多從事各種「活動」，其實就已經開始「運動」了。

至於運動的功效，兒童不像成人會有肩頸痠痛、肌肉僵硬等毛病，所以著重的是肢體的平衡、肌肉的運用及專注力的訓練等。有時小朋友因年紀較小，動作無法做得很確實，家長也毋須太苛責，重點在於讓小朋友習慣活動及伸展自己的身體。

在接下來的章節中，家長們會發現，不須來回奔波於昂貴的健身中心，在家裡的客廳、臥室，在公園的空地或學校操場，都能是最好的運動場所。家長更別忘了與小朋友一起玩，既健康、又能增進親子關係喔！

燃燒熱量：約 **300～350** 卡

北斗小神拳

運動效果： 1. 揮拳的動作可訓練上肢肌肉。

　　　　　　 2. **對目標的追逐可訓練提升專注力。**

① 頭頂綁一顆氣球。

② 雙手手腕綁上氣球。

③ 以氣球代替拳頭互相攻擊對方頭上的氣球。

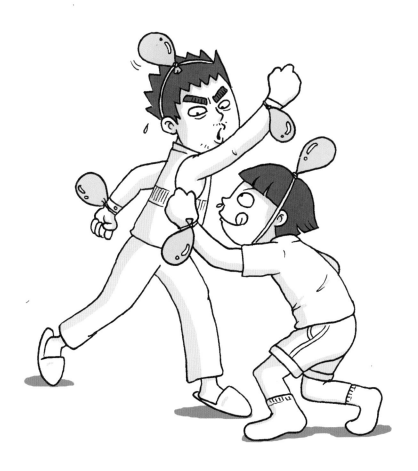

燃燒熱量：約 **150 ～ 200** 卡

大豬豬與小蜘蛛

運動效果： 1. 訓練四肢肌肉。

2. 可達成以腹部撐起身體的軀幹訓練。

❶ 猜拳決定誰先當主人，主人可以要求對方扮演自己的大豬豬或小蜘蛛寵物。

❷ 大豬豬是將手掌腳掌貼在地面，面朝地面爬行。

❸ 小蜘蛛是將手掌腳掌貼在地面，面朝天花板爬行。

❹ 主人可以有 3 分鐘的時間，可命令寵物移動到家裏的任一處。

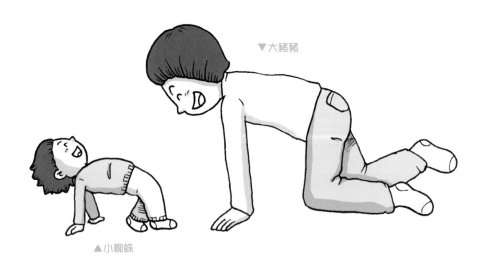

▼大豬豬

▲小蜘蛛

客廳版

燃燒熱量：約 250 ～ 300 卡

舞林盟主

運動效果：1. 透過音樂讓兒童學習節奏及全身律動。

2. 可以促進創造力的提升。

❶ 播放各式喜愛的音樂約 3 至 5 分鐘。

❷ 跟隨音樂快慢不斷的變換姿勢。

❸ 動作不可以重複，看誰能變換的姿勢最多，舞動的時間最久。

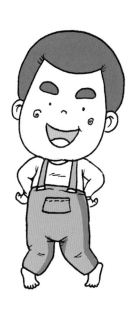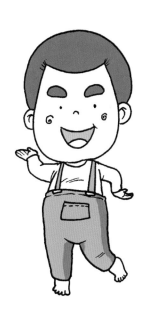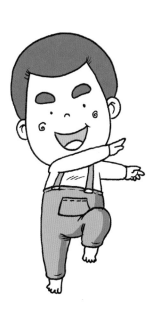

燃燒熱量：約 150 ～ 200 卡

平衡球

運動效果：透過韻律球的不穩定特性，讓兒童學習身體核心肌肉的運用及強化平衡感。

❶ 將大型韻律球下方鋪一條毛巾止滑。

❷ 請小朋友試著分別以躺、趴、坐及站在大型韻律球上並保持穩定。

❸ 大人要在身邊協助攙扶，讓小孩反覆練習各種可以長時間在大型韻律球上平衡的姿勢。

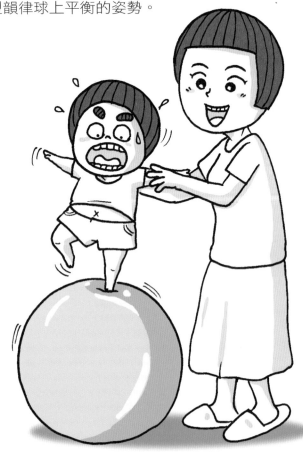

燃燒熱量：約 250 ～ 300 卡

抓氣球

運動效果：1. 透過抓物的動作，訓練上肢靈活運用。
　　　　　　2. 腰部閃躲的腹部訓練。

❶ 發給每人一個吹氣並綁緊棉繩的氣球。

❷ 將氣球綁在褲子皮帶或以細繩繫在腰後。

❸ 兩人彼此抓住右手，用左手去抓對方的氣球。

❹ 最後看誰先扯下對方的氣球。

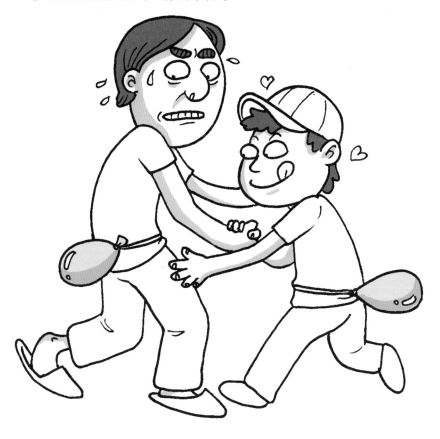

燃燒熱量：約 100 ～ 150 卡

翻滾小天使

運動效果：透過身體滾動來達到全身律動的運動效果。

① 請小孩躺在床單上。

② 大人將床單兩頭拉起，且不規則的不停拉動。

③ 小孩可以手腳互抱捲曲身體，或是雙手向上伸直，讓身體任意滾動。

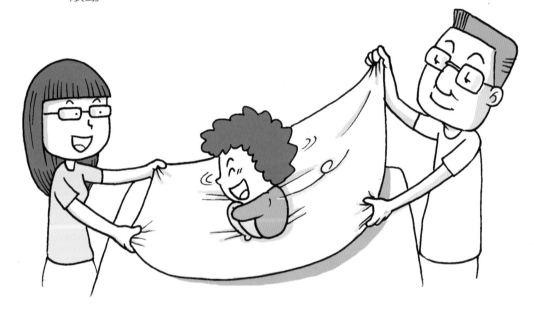

燃燒熱量：約 200 〜 250 卡

拔蘿蔔

運動效果： 1. 手拉動作可以訓練上肢肌肉。

2. 腰部轉動可以訓練腹部肌群。

3. 腳步站穩可以訓練腿部肌肉，同時提升平衡感。

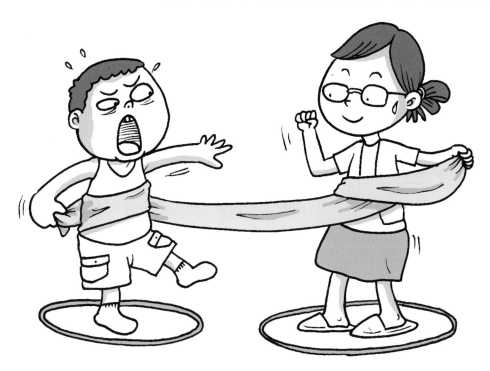

❶ 兩人各拿一條較長的薄毯子或大毛巾的一端，並繞過腰部成 S 型。

❷ 在地上以繩子圈出一個小範圍並在站裡面。

❸ 下令開始後，互拉較勁，看誰能將對方拉出圈外（房間較小可用 跪姿進行）。

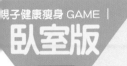

親子健康瘦身 GAME
臥室版

燃燒熱量：約 100 ～ 150 卡

睡覺起床拳

運動效果：透過日常動作的模擬，達到寓教於樂的活動效果。

❶ 本遊戲總計「睡覺」、「起床」、「刷牙」、「洗臉」四種拳式。

❷ 四種拳式動作介紹：

（1）**睡覺拳**：將頭斜向左（或右）邊，雙手手掌合併置於左（或右）臉頰的外側。

（2）**起床拳**：雙手握拳，向上直舉。

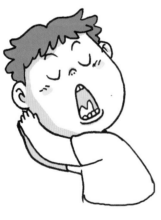

▲睡覺拳

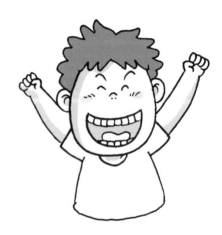

▲起床拳

156

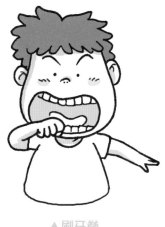

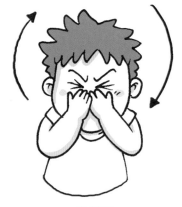

▲刷牙拳   ▲洗臉拳

（3）**刷牙拳**：右手（或左手）作拿牙刷狀，然後再於嘴巴前面做刷牙動作。

（4）**洗臉拳**：雙手手掌五指併攏、手肘打彎，舉至臉前面，順時針畫圓圈做出洗臉動作。

❸ 遊戲方法：

（1）遊戲一開始，雙方先猜拳，贏的一方當關主，關主擁有先「喊拳」的資格。

（2）雙方在彼此輪流「喊拳」的過程中，如果有一方所划出來的拳式跟對方所喊出的拳式相同，就算輸。

燃燒熱量：約 300 ～ 350 卡

枕頭大戰

運動效果： 透過枕頭打擊來訓練上肢及遊戲攻防來學習思考。

① 將親子分成兩組，然後將棉被摺成長方型擺在床鋪中間當中間線。

② 兩組人員各站在用棉被所畫的中間線兩端，然後想辦法用枕頭打對方的背。

③ 先用枕頭打到對方的背，就算贏得比賽。

④ 切記在攻擊對方的過程中，只能用枕頭擋住對方的枕頭，嚴禁用枕頭打對方的頭。

⑤ 凡是用枕頭打到對方的頭，或是超越中間線就算犯規，犯規滿三次，即算輸掉比賽。

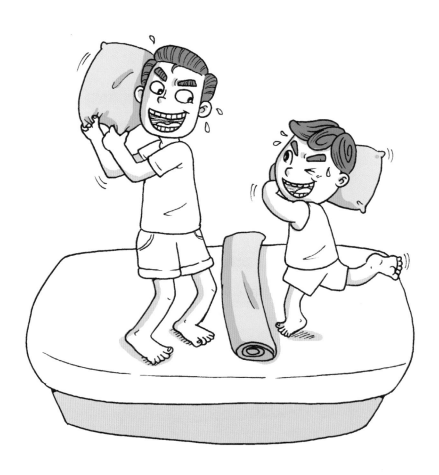

親子健康瘦身 game：臥室版

燃燒熱量：約 100 ～ 150 卡

我是不倒翁

運動效果： 透過互推動作來訓練上肢及維持穩定所
運用到的腹部肌群。

❶ 雙方在床上盤腿而坐，距離以膝蓋碰膝蓋為遊戲位置。

❷ 雙方雙手互相合掌較勁。

❸ 可以在屁股下方放置枕頭增加困難度。

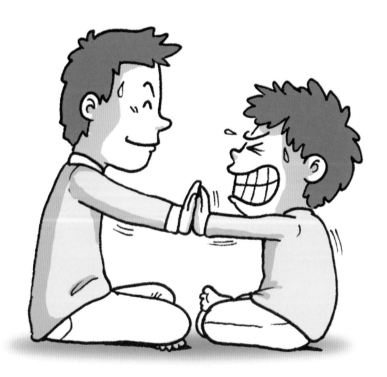

健康瘦身 GAME｜

公園版

燃燒熱量：約 200 ～ 250 卡

捉迷藏

運動效果： 1. 透過遊戲兒童必須將身軀藏匿於各種地形，
可達全身活動的目的。
2. 可訓練提升觀察力。

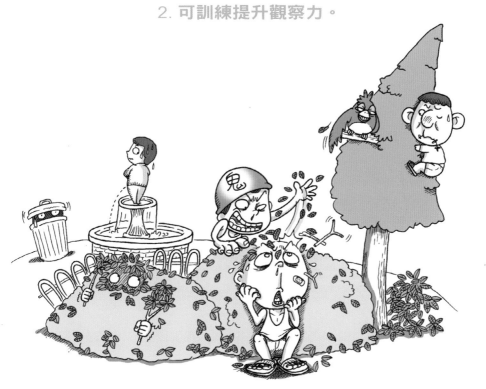

親子健康瘦身 game：公園版

❶ 開始的時候，所有人聚集在一個中心點。

❷ 其中一個人當捉人者，其他人要在指定時間內，找到藏身之處。

❸ 時間到了，捉人者開始四處找出其他參加者。

❹ 遊戲的最終目標便是要躲過捉人者。

燃燒熱量：約 200～250 卡

跳格子

運動效果： 1. 透過單腳及雙腳的跳躍，同時訓練肌力及平衡感。

2. 達到全身律動的運動效果。

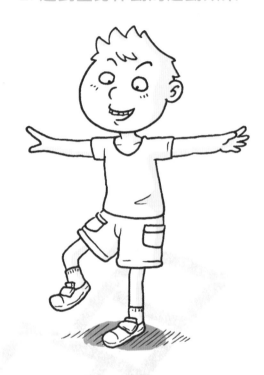

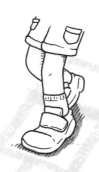

❶ 首先準備小石頭或任何喜歡的小物件做為自己的代表物。

❷ 猜拳決定先後順序。

❸ 跳之前將自已的代表物丟擲到格子內，跳的時侯避開代表物所在的那一格。

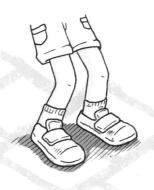

❹ 跳的時候遇到單格用單腳跳，遇到雙格用雙腳跳，不可以踩到線。

❺ 跳到所畫的格子盡頭時，要轉身往回跳，同時撿回自己的代表物。

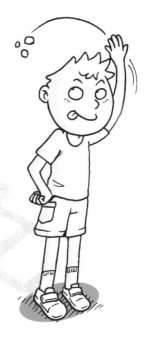

❻ 直到所有的格子都丟擲過後，就可以站在第一個格子前，背向格子丟擲代表物（蓋房子），有三次丟擲的機會。

❼ 當蓋好房子後，其他人不可踩過（除非屋主同意）。

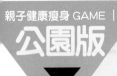

燃燒熱量：約 300 ～ 350 卡

紅綠燈

運動效果：1. 透過遊戲追逐來達到全身運動。
2. 藉由遊戲來互相學習團隊合作。

❶ 由一人當警察，其他人逃跑。

❷ 警察可以抓人，被抓到的人就換他當警察。

❸ 逃跑的人可以喊「紅燈」，進入停止狀態。

❹ 停止狀態的人不能動，警察不能抓他，也不能一直守候在旁邊（數三秒，警察必須強制離開）。

❺ 其他逃跑的人可以碰觸停止狀態的人，說「綠燈」，將人救回逃跑狀態。

❻ 如果所有人都進入停止狀態，警察就獲勝，重新選警察。

❼ 但有時是讓最後一個進入停止狀態的人當警察。

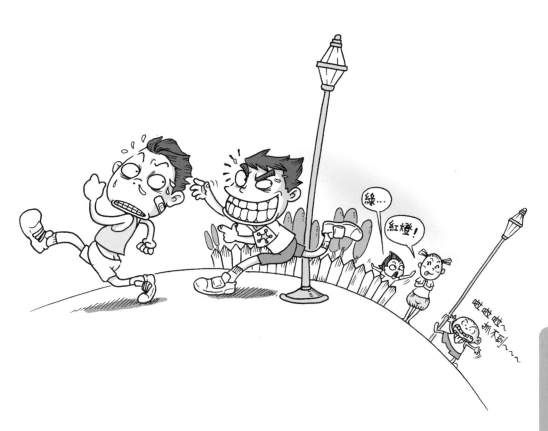

公園版

燃燒熱量：約 150 ～ 200 卡

踩數字

運動效果： 透過遊戲讓兒童學習專注力及團隊合作。

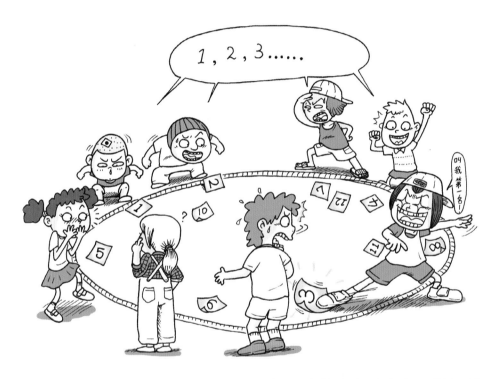

1, 2, 3......

❶ 以繩子圍成一個大圓圈，用 1 到 20 的數字卡（人多可增加數字），不規則分散到圓圈上。

❷ 下令開始所有人一起喊數字從 1 喊到 20，最接近的人用腳踩數字卡，踩到再退回繩子外。

❸ 過程中不可以手指數字卡，也不可提醒對方，團隊合作以最快時間完成。

燃燒熱量：約 300 ～ 400 卡

木頭人

運動效果： 1. 透過遊戲來全身活動及讓全身肌肉快速
停止穩定，遊戲過程可大量消耗熱量。

2. 訓練專注的觀察力。

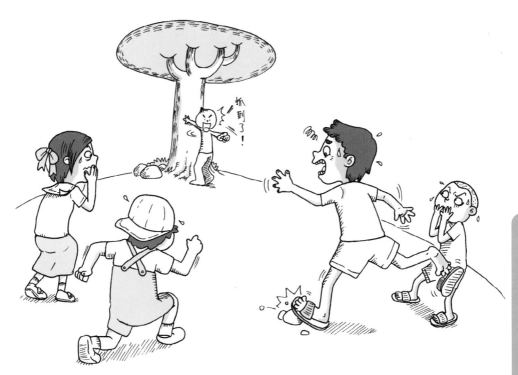

① 選一個人當「鬼」，並面對著牆壁或是一棵樹。

② 其餘的人則站在他背後約 30 步的距離外。

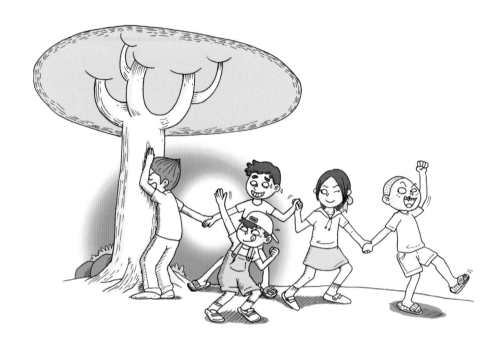

③ 當鬼的人開始大聲喊：「123，木頭人」（速度可快可慢）的口令。此時，其他人必須逐步向鬼的位置前進。

④ 當鬼喊完口令後立即回頭；這時候，其他人必須立即停止各種動作。

⑤ 當鬼的人回頭後，用最敏銳的眼力，看看有哪一個人重心不穩還在晃動或是移動，就可以將他抓出來。

⑥ 被抓到的人要站到鬼的旁邊，並牽著鬼的手當他的俘虜。

⑦ 重複前面步驟，如果又有其他被俘者，依序牽著手成一直線。

⑧ 其他人不斷前進，逐步接近當鬼的人及俘虜，並且準備救人。

⑨ 救人時要切斷鬼與第一位俘虜的牽手。

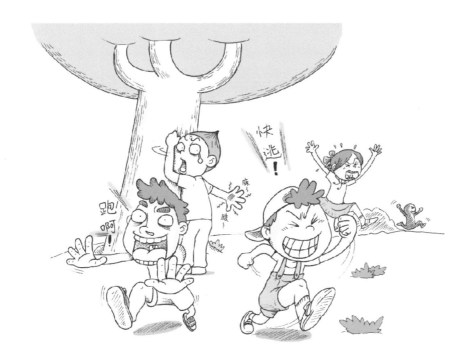

⑩ 牽手一被切斷之後，大家就趁機一哄而散，各自拼命往外逃跑，直到鬼喊：「停」，大家就必須立刻停下來。

⑪ 當鬼的人可以自由指定其中一個人，並預估可以用多少步數到達他的位置。

⑫ 大家一起來數數，若能捉到，就輪到被指定的人當鬼。若步數不對碰不到，則由原來當鬼的人繼續當鬼，重複遊戲。

武術版

架勢：熱身

運動效果：啟動大腿肌群及核心肌群

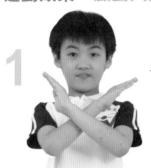

1 手刀交叉於胸前預備。

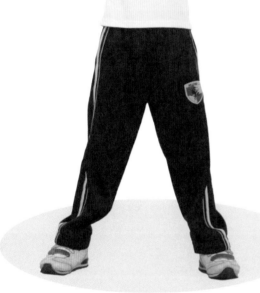

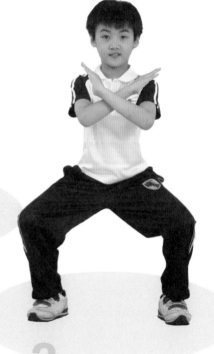

2 深蹲 10 次。

預備式：熱身

運動效果：啟動小腿肌群及平衡協調系統

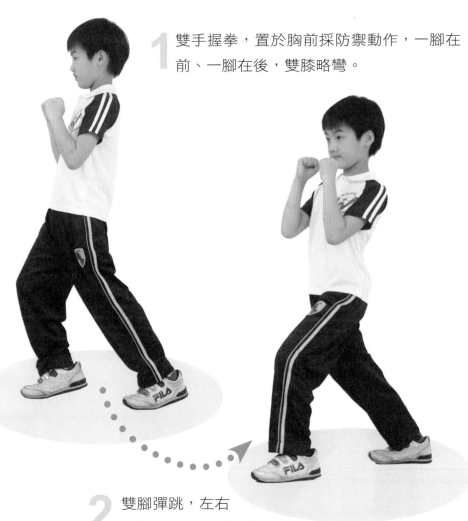

1 雙手握拳，置於胸前採防禦動作，一腳在前、一腳在後，雙膝略彎。

2 雙腳彈跳，左右交換各 **10** 次，換邊。

武術版 穿拳肘鞭：上半身運動

運動效果：訓練上肢肌群

1 雙腳呈弓箭步站穩，雙手握拳，置於胸前採防禦動作。

2 往同側出直拳，再加肘擊。

3 10 次之後，換邊。

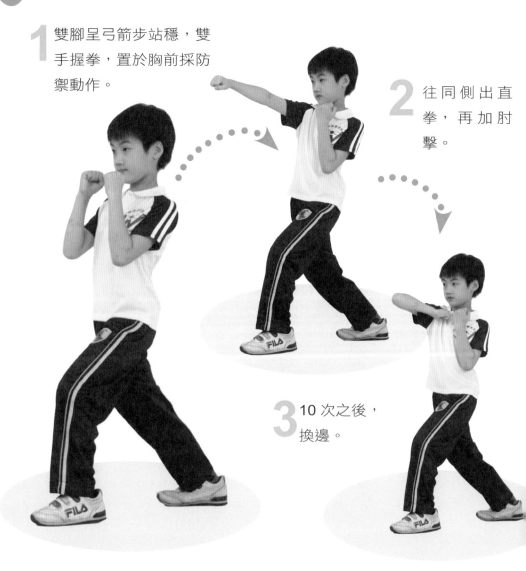

提膝旋腿：下半身運動

運動效果：訓練下肢肌群及平衡感

1 單腳側抬膝，
側踢 10 次；之後換邊。

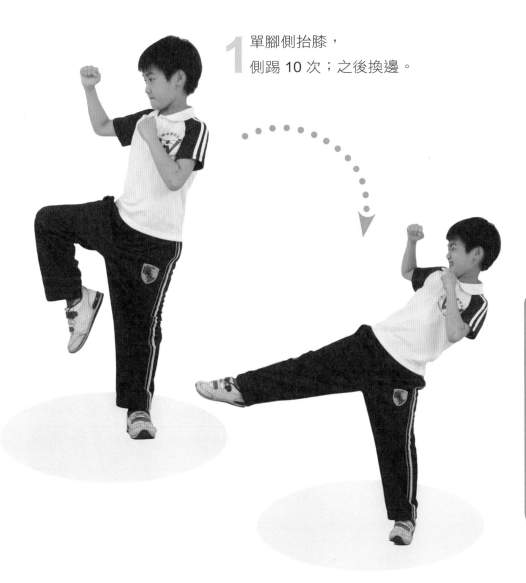

弓步連擊鶴立衝拳：綜合運動

運動效果：同時訓練上下肢肌群及平衡協調性

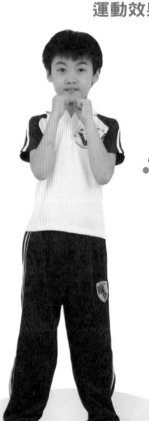

1 雙腳張開與肩同寬，雙手握拳置於下巴下方。

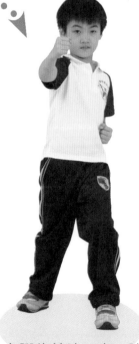

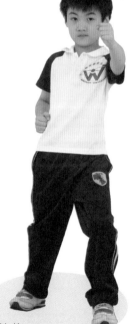

2 左腳往前站一步，膝蓋彎曲，右手出拳、換左手、換右手。

174

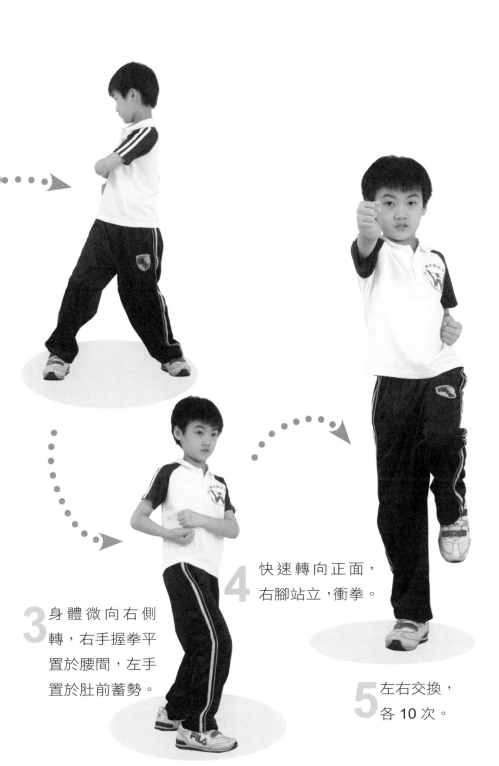

3 身體微向右側轉，右手握拳平置於腰間，左手置於肚前蓄勢。

4 快速轉向正面，右腳站立，衝拳。

5 左右交換，各 10 次。

175

01 兒童瘦身韻律舞

教練小叮嚀

在我接觸的小朋友當中，幾乎沒有不喜歡唱唱跳跳的。年齡稍大一點的孩子（例如國小高年級的小朋友）有的會比較害羞，在說到要跳舞時會有一點彆扭，其實只要動作一開始，他們會在跳舞的過程中，逐漸愛上那種律動的感覺。

本節設計的「功夫瘦瘦操」前者較強調肌肉力量的運用，動作不會太難，深受喜歡學功夫、打跆拳的男生喜愛，但別以為只有男生喜歡，由於這套操的節奏不快，女生練起來也能展現出柔美的力量。

「生肖瘦瘦舞」的動作可愛，配上輕快的節奏，讓孩子在跳舞的同時，也將心情放鬆了！在模擬動物的動作和形象時，家長若能多鼓勵小朋友發揮創造力變換出不同的姿勢，小朋友絕對可以玩得很開心！

最棒的是，我們也特別錄製了功夫瘦瘦操和生肖瘦瘦舞的教學示範 DVD，方便大朋友、小朋友及家長們，跟著 DVD 一起動一動喔！

第 1 組動作＋第 2 組動作
右（左）側防禦＋攻擊

DVD
示範動作

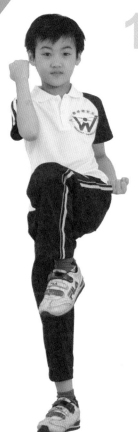

1 左膝抬高、觸碰右肘，腳放下的同時朝前方出右拳，連做兩次。

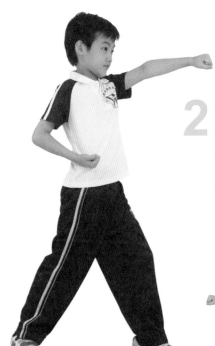

2 接著轉向右邊，左拳→右拳→左拳，連續出拳三次。

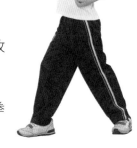

3 右膝抬高、觸碰左肘，腳放下的同時朝前方出左拳。

4 接著轉向左邊，右拳→左拳→右拳，連續出拳三次。

兒童瘦身韻律舞：功夫瘦操

177

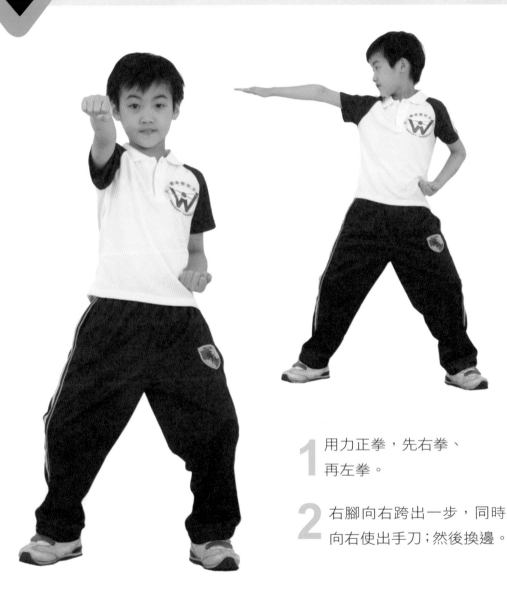

1 用力正拳，先右拳、再左拳。

2 右腳向右跨出一步，同時向右使出手刀；然後換邊。

DVD 示範動作

第 4 組動作
鶴拳攻擊

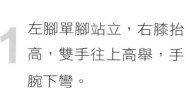

1 左腳單腳站立，右膝抬高，雙手往上高舉，手腕下彎。

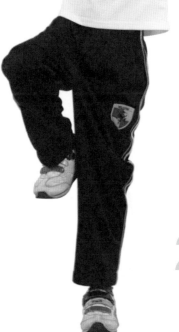

2 手放下置於身體兩側，右腳順勢踢出；然後換邊。

兒童瘦身韻律舞：**功夫瘦瘦操**

1 馬步，身體下蹲，雙手握拳交叉於肚子前方，下擋兩次。

2 雙手抱拳，右腳向後方跨步，右肘順勢往後方攻擊，換邊。

第 6 組動作
正拳連續攻擊

DVD
示範動作

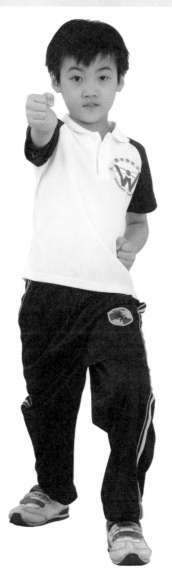

1 右腳往後跨一步，右拳順勢出拳、再左拳、再右拳。

2 換左腳往後跨，連續三拳攻擊。

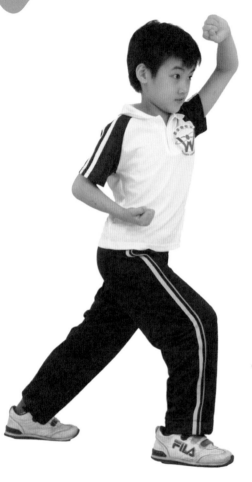

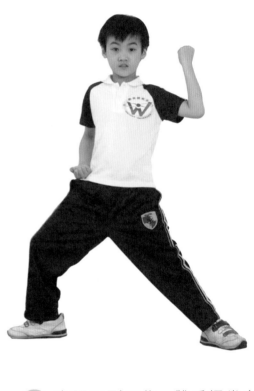

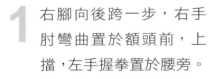

2 右腳回到原位，雙手握拳交叉，置於胸前，然後換左腳後跨、左手上擋。

1 右腳向後跨一步，右手肘彎曲置於額頭前，上擋，左手握拳置於腰旁。

3 接著右腳向右跨一步，左手彎曲舉起左擋，之後換邊。

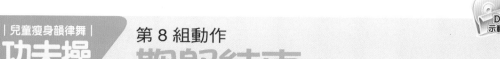

DVD 示範動作

兒童瘦身韻律舞
功夫操

第 8 組動作
鞠躬結束

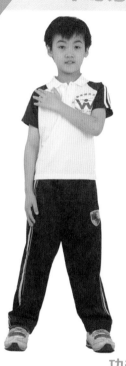

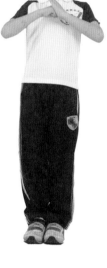

1 右手拍拍左臂，左手拍右臂，再雙手一起拍拍胸前。

2 雙手由外側下方往上畫大圓，抱拳，然後鞠躬。

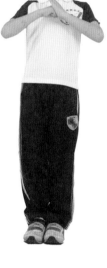

功夫瘦瘦操**節奏拍數說明**

拍數	1拍	2拍	3拍	4拍	5拍	6拍	7拍	8拍
8拍	抬膝碰肘	出拳	抬膝碰肘	出拳	轉向右側，出拳三次			
8拍	抬膝碰肘	出拳	抬膝碰肘	出拳	轉向左側，出拳三次			
8拍	右手正拳		左手正拳		右手向右手刀		左手向左手刀	
8拍	右鶴拳兩次				左鶴拳兩次			
8拍	下檔兩次				右後側肘擊		左後側肘擊	
8拍	右腳後跨，連拳三次				左腳後跨，連拳三次			
8拍	右腳後跨，右手上擋		左腳後跨，左手上擋		右腳右跨，右側擋		左腳左跨，左側擋	
8拍	拍左臂	拍右臂	拍拍胸前		抱拳		鞠躬	

兒童瘦身韻律舞：功夫瘦瘦操

| 兒童瘦身韻律舞 生肖舞 | 第 1 組動作 手畫大圈變愛心 | 第 2 組動作 手畫小圈說哈囉 |

手臂伸直，由下往上繞大圈三次，最後用手在胸前比出愛心。

左手叉腰，右肘彎曲手畫小圈兩次，換左手；之後再重覆一次。

第 3 組動作
跳跳墊腳換邊做

第 4 組動作
握拳滾圈扭屁股

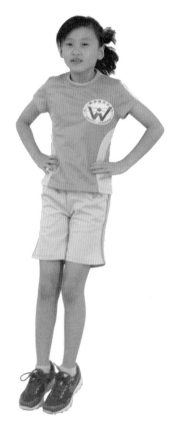

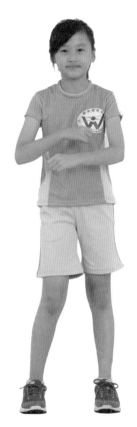

雙手叉腰先往右跳，腳尖墊一下，再往左跳，腳尖墊一下；之後再重覆一次。

手握拳在胸前滾圈，並往左右扭動屁股。

兒童瘦身韻律舞：生肖瘦瘦舞

185

DVD
示範動作

| 兒童瘦身韻律舞 |
| 生肖舞 |
▼

第 9 組動作
鼠嘴尖尖小步走

第 6 組動作
牛角尖尖腳後踢

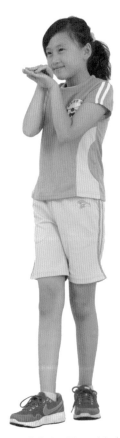

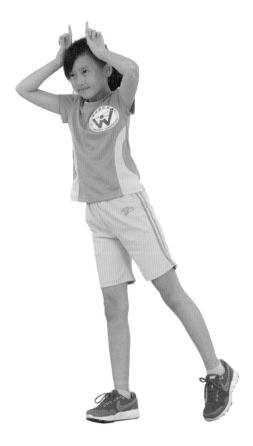

雙手手掌相疊，放在嘴前模擬
老鼠嘴巴尖尖的樣子，身體往
右跨兩步，再轉身往左跨兩
步。

雙手放在頭上伸出食指，模擬
牛角的樣子，右腳朝後滑過地
板踢兩下，再換左腳踢兩下。

第 7 組動作
虎虎生風展利爪

第 8 組動作
兔耳長長蹦蹦跳

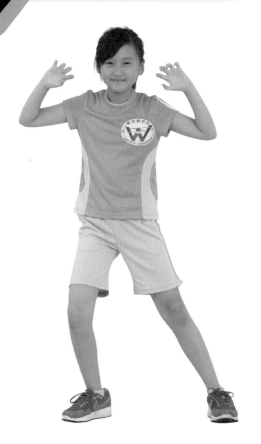

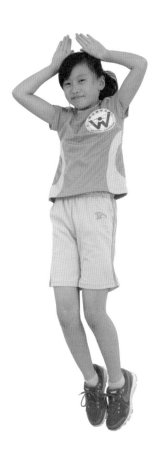

五指張開手指彎曲，手舉至嘴
巴旁往兩側拉開，同時往右側
跨，再換左邊；重覆兩次。

將手放在頭上，五指併攏，手
掌向前，先往右前跳→回到中
間，再往左前跳→回到中間；
跳的時候手掌下彎。

兒童瘦身韻律舞：生肖瘦瘦舞

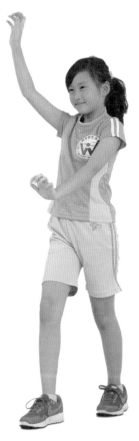

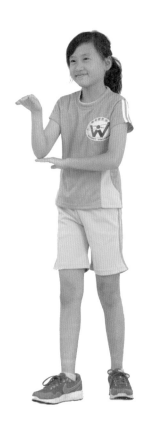

右腳前跨呈弓箭步，兩手手臂伸直、手指彎曲，右手在上、左手在下，交互揮動；再換左腳前跨，重覆動作。

左手平放胸前，右手手肘置於左手上、手腕彎曲，模擬響尾蛇模樣，身體略往右側轉，往右走一步→轉回中間，再右走一步→轉回正面；之後換邊。

第 11 組動作
馬兒奔馳韁繩緊握

第 12 組動作
羊角彎彎左右頂

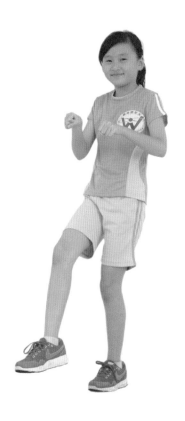

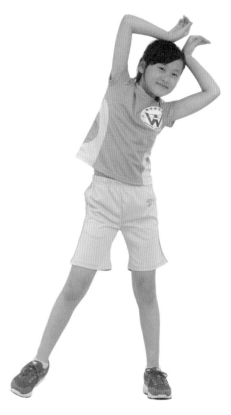

想像自己正在騎馬，雙手模擬抓緊韁繩的動作，右腳往前踩跨，之後重心往後回到左腳，共做四次。

雙手放在頭頂，手掌彎曲，頭低下往右頂，再往左頂；重覆一次。

DVD
示範動作

第 13 組動作
猴子抓癢真舒服

第 14 組動作
母雞展翅欲學飛

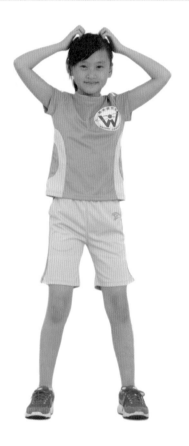

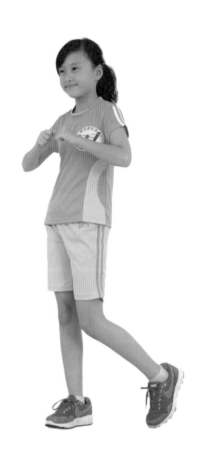

雙手彎曲放在頭上方,模擬猴子抓癢動作,往右跨一步,雙手往上張開伸直→左腳往右腳靠攏,手回復抓癢動作;接著往左跨、雙手張開→右腳往左腳靠攏,手回復抓癢動作。

雙手彎曲靠在身體兩側,模擬雞的翅膀般張開、緊閉地揮動,同時腳往右側跨,再換邊;共做兩次。

第 15 組動作
小狗尿尿抬高腿

第 16 組動作
豬鼻大大滾圈圈

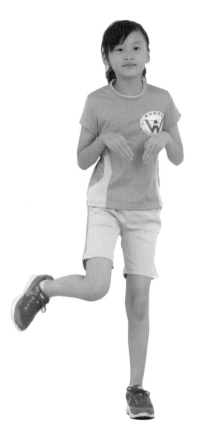

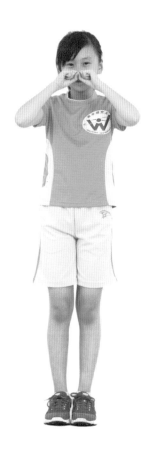

雙手彎曲手指頭放在胸前,身體轉向右邊時,左腳勾腿抬高,之後換轉向左邊、右腿勾起抬高;共做兩次。

雙手握拳放在鼻子前,模擬豬鼻子模樣,然後向後轉一圈,回到正面時跳兩下。

生肖瘦瘦舞**節奏拍數說明**

拍數	1 拍	2 拍	3 拍	4 拍	5 拍	6 拍	7 拍	8 拍
8 拍	手繞圈愛心				左右畫小圈			
8 拍	叉腰左右跳				手滾圈，左右扭屁股			
8 拍	學鼠形				學牛形			
8 拍	學虎形				學兔形			
8 拍	學龍形				學蛇形			
8 拍	學馬形				學羊形			
8 拍	學猴形				學雞形			
8 拍	學狗形				學豬形			

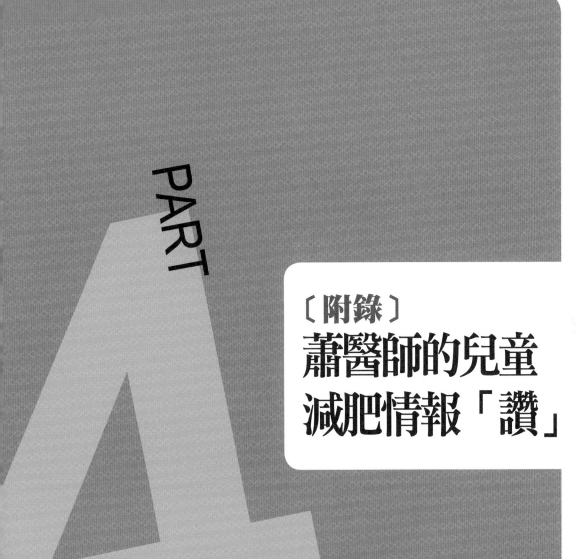

PART 4

〔附錄〕
蕭醫師的兒童
減肥情報「讚」

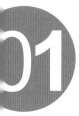

台灣兒童肥胖門診一覽表

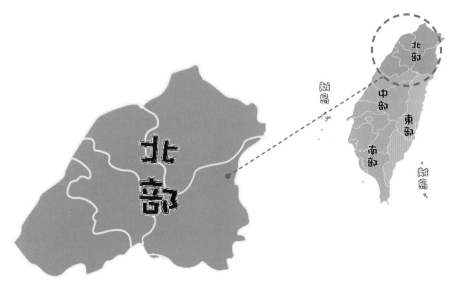

北部

	推薦醫院	就醫科別	推薦醫師
	各大醫院 - 小兒新陳代謝科		
1	台大醫院	家庭醫學科	黃國晉醫師
2	衛生署立雙和醫院	職業醫學部	祝年豐醫師
3	台北榮民總醫院	新陳代謝科	石光中醫師
4	台北榮總	新陳代謝科	郭清輝醫師
5	國泰醫院	內科	黃莉棋醫師
6	衛生署立雙和醫院	復健科	劉燦宏醫師
7	台北市立陽明醫院	新陳代謝科	洪建德醫師
8	東元綜合醫院	復健科	涂富籌醫師
9	桃園敏盛醫院	外科	李威傑醫師
10	中壢蕭敦仁診所	內科	蕭敦仁醫師

中部

	推薦醫院	就醫科別	推薦醫師
11	中國醫藥學院附設醫院	家庭醫學科	林文元醫師
12	曾漢棋綜合醫院	外科	曾漢棋醫師

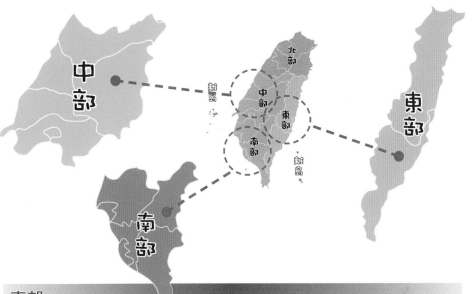

南部

	推薦醫院	就醫科別	推薦醫師
13	成大醫院	家庭醫學科	吳至行醫師
14	新樓醫院	家庭醫學科	吳文生醫師
15	高雄醫學院附設醫院	復健科	黃茂雄醫師
16	高雄榮民總醫院	家庭醫學科	潘湘如 醫師

東部

	推薦醫院	就醫科別	推薦醫師
17	花蓮慈濟醫院	內科	傅振宗醫師

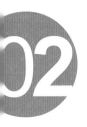

02 學校營養午餐
健康減肥參考食譜

　　根據教育部所公布的「學校午餐食物內容及營養基準」，學校午餐的營養素建議量如下：國小一年級至三年級熱量為 650 大卡、國小四年級至六年級熱量為 750 大卡、國中為 850 大卡、高中男生為 950 大卡、高中女生為 750 大卡。

　　而蛋白質的攝取基準占總熱量的 12%～ 14%；脂肪的攝取基準不得超過總熱量的 30%；鈣質的攝取，國小一至三年級則為 280 毫克、國小四年級至六年級為 350 毫克、國中以上則為 420 毫克。

1	品名	重量 （g/ml）	熱量 （大卡）	蛋白質 （公克）	脂肪 （公克）	碳水化合物 （公克）
	活力和風餐					
	糙米飯	150	210	6		45
	和風烤肉	35	55	7	3	
	紅燒豆腐	50	44	4.3	1.7	3
星期一	海帶三絲	100	25	1		5
	番茄蛋花湯		62	4.4	4.2	5.5
	水果					
	芭樂	160	60			15
	總計		456	22.7	8.9	73.5

2	品名	重量 （g/ml）	熱量 （大卡）	蛋白質 （公克）	脂肪 （公克）	碳水化合物 （公克）
	相思雞排餐					
	紅豆飯	200	280	8		60
	香滷雞排		75	7	5	
	紅蘿蔔炒蛋		50	4	2.5	2.5
星期二	炒大陸妹		25	1		5
	黃豆芽湯		25	1		5
	水果					
	蘋果一個		60			15
	總計		515	21	7.5	87.5

3	品名	重量 （g/ml）	熱量 （大卡）	蛋白質 （公克）	脂肪 （公克）	碳水化合物 （公克）
	嚴選海味餐					
	海鮮湯麵		265	13	5	45
	茶碗蒸	60	75	7	5	
星期三	炒高麗菜	100	25	1		5
	水果					
	奇異果		60			15
	總計		425	21	10	65

學校營養午餐健康減肥參考食譜

4	品名	重量 （g/ml）	熱量 （大卡）	蛋白質 （公克）	脂肪 （公克）	碳水化合物 （公克）
	護眼健康餐					
	南瓜飯	200	280	8		60
	烤秋刀魚		120	7	10	
	韭菜炒肉絲		55	3.5	5	2.5
星期四	炒甘藍菜		25	1		5
	蛤蠣湯		30	3.5	1.5	
	水果					
	棗子		60			15
	總計		570	23	16.5	82.5

3	品名	重量 （g/ml）	熱量 （大卡）	蛋白質 （公克）	脂肪 （公克）	碳水化合物 （公克）
	涼補健康餐					
	鴨肉冬粉		220	10	3	35
	蔥爆豆干		100	7	8	
星期五	彩繪四季豆		25			
	水果					
	蓮霧一個		60			15
	總計		405	17	11	50

③ 市售常見零食點心熱量參考表

食物名稱	熱量（kcal）/100g	蛋白質（g）	脂肪（g）	碳水化合物（g）
口香糖	424	-	10.5	83.4
白巧克力	563	8.6	35.9	52.6
黑巧克力	546	9.4	33.3	53.2
M&M 牛奶巧克力	481	4.8	19.4	72.8
七七乳加巧克力	484	13	23.1	57
金莎巧克力	583	9	40	48
牛奶糖	417	3.3	10.3	78.5
巧克力牛奶糖	410	3.7	9.6	78.1
牛軋糖	459	9.7	18.9	63.6
鮮乳糖	430	2.4	13.2	76.4
巧克力鮮乳糖	428	3.1	13.1	75.3
太妃糖	435	2.7	13.9	75.6
白芝麻糖	517	8.4	26.2	62.9
黑芝麻糖	513	8.5	26.7	60.7
冬瓜糖磚	370	-	-	93.1
花生糖	544	17.9	32.5	46.1
花生貢糖	495	13.5	23.9	57.4
紅豆球	348	7.1	1	78.4

食物名稱	熱量（kcal）/100g	蛋白質（g）	脂肪（g）	碳水化合物（g）
綠豆球	343	6.2	1.1	77.9
枇杷糖	391	0.2	0.1	98
苦茶糖	393	0.1	0.2	98.5
蓮藕糖	392	0.2	0.4	97.8
薑糖	357	0.3	2.5	84
核棗糕	422	2.5	14.6	71.1
乳酸球	471	3.8	21.7	66.1
健素糖	388	23.6	5.6	61.4
情人糖	400	0.7	2.8	93.7
粒舒糖	383	-	-	96.5
瑞士糖	373	-	-	94
QQ 軟糖	340	6.8	0.1	78.4
水果軟糖	404	1.3	7.5	83.5
軟糖	339	-	-	85.3
棉花糖	329	3.2	0.4	78.9
果凍	89	-	-	22.5
小羊羹	287	3	0.8	67.5
檸檬 C 片	396	0.2	0.6	98.3
夾心餅乾（草莓）	495	4.8	23.8	66.4
泡芙（巧克力）	589	10.3	41.3	45.3
洋芋片	570	5.2	38.6	51.5
蛋捲	541	6.8	32.5	56.3
巧克力蛋糕	340	6.9	16.1	42.6
乳酪蛋糕	280	7	18.7	21.7

食物名稱	熱量（kcal）/100g	蛋白質（g）	脂肪（g）	碳水化合物（g）
起司蛋糕	338	7.4	15.8	42.2
蜂蜜蛋糕	360	6.5	17.8	44.1
棺材板	262	7	17.5	19.7
大餅包小餅（紅豆）	373	8.3	16.5	48.5
太陽餅	460	5.3	21.1	63
月餅（棗泥）	416	6	18.2	57.9
鹹麻薯	246	8.7	4.5	43.2
牛舌餅	402	5.7	12	68.6
芋仔餅	351	4.6	12.1	56.6
恩典酥	520	7.1	27	63.2
蛋黃芋酥	215	3.1	3	44.2
蛋黃酥	461	11.4	27	43.9
綠豆凸	389	6.9	15.5	56.2
鳳梨酥	502	4.2	28.8	57.6
鳳眼糕	377	3.8	1.1	88.7
鳳蜜酥	218	3.4	9.3	30.5
豬油桲	432	2.6	12.6	78
燒餅	320	9.1	9.1	51.1
蕃薯餅	328	3.9	10.6	54.9
蘿蔔酥	439	7.5	24	49.2
油豆腐粉絲（阿給）	145	6.9	6.2	15.7
油條	558	10.1	42.5	35

（資料來源：行政院衛生署）

市售常見零食點心熱量參考表

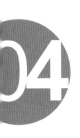

各類食物
低／中／高熱量參考表

　　當然若實在沒有時間去斤斤計較每天吃進了多少東西，下面提供一個簡單的表格，將六大類食物分別分為低熱量、中熱量、高熱量三種，讓您選擇給小朋友食用時一個參考；在此建議各位家長盡量選擇中低熱量，這樣就可以幫您的寶貝小孩輕鬆做好體重管理喔！

食物類別	低熱量食物	中熱量食物	高熱量食物及空熱量食物
1. 五穀根莖類及其製品		米飯、土司、饅頭、麵條、小餐包、玉米、蘇打餅乾、高纖餅乾、清蛋糕、芋頭、番薯、馬鈴薯、早餐穀類	起酥麵包、波蘿麵包、奶酥麵包、油條、丹麥酥餅、夾心餅乾、小西點、鮮奶油蛋糕、派、爆玉米花、甜芋泥、炸甜薯、薯條、八寶飯、八寶粥
2. 奶類	脫脂奶	全脂奶、調味乳、優酪乳（凝態）、優酪乳（液態）	奶昔、煉乳、養樂多、乳酪

食物類別	低熱量食物	中熱量食物	高熱量食物及空熱量食物
3. **魚類、肉類、蛋類**	魚肉（背部）、海哲皮、海參、鍜、烏賊、蛋白	瘦肉、去皮之家禽肉、雞翅膀、豬腎、魚丸、貢丸、全蛋	肥肉、三層肉、牛腩、腸子、魚肚、肉醬罐頭、油漬魚罐頭、香腸、火腿、肉鬆、魚鬆、炸雞、鹽酥雞、熱狗
4. **豆類**	豆腐、豆漿（未加糖）、黃豆乾	甜豆花、鹹豆花	油豆腐、油豆腐泡、炸豆包、炸臭豆腐、麵筋
5. **蔬菜類**	各種新鮮蔬菜及菜乾	皇帝豆	炸蠶豆、炸豌豆、炸蔬菜
6. **水果類**	新鮮的水果	純果汁（未加糖）	果汁飲料、水果罐頭
7. **油脂類**	低熱量沙拉醬		油、奶油、沙拉醬、培根、花生醬
8. **飲料類**	白開水、礦泉水、低熱量可樂、低熱量汽水		一般汽水、果汁汽水、可樂、沙士、可可、運動飲料、各式加糖飲料

203

食物類別	低熱量食物	中熱量食物	高熱量食物及空熱量食物
9. 調味、沾料	鹽、醬油、白醋、蔥、薑、蒜、胡椒、五香粉、芥茉		糖、番茄醬、沙茶醬、香油、蛋黃醬、蜂蜜、果糖、蠔油、蝦油
10. 甜點	未加太多糖的果凍、仙草、愛玉、粉圓、木耳		糖果、巧克力、冰淇淋、冰棒、甜筒、冰淇淋麻糬、冰淇淋蛋糕、甜甜圈、酥皮點心、布丁、果醬
11. 零食		牛肉乾、魷魚絲	速食麵、漢堡、豆乾條、花生、瓜子、腰果、開心果、杏仁、洋芋片、蠶豆酥、各式油炸製品、蜜餞
12. 速食、常見餐點		飯糰（不放油條）、三明治（不放沙拉醬）、水餃、非經油炸的速食麵（不放油包）	餡餅、水煎包、鍋貼、油飯、速食麵、漢堡

（資料來源：行政院衛生署食品資訊網 http://food.fda.gov.tw/foodnew/health/1824/1824_201.aspx）

Notes

特別感謝小模特兒

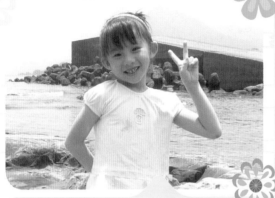

* 食譜示範
許閔雅 Mia（幼稚園大班）

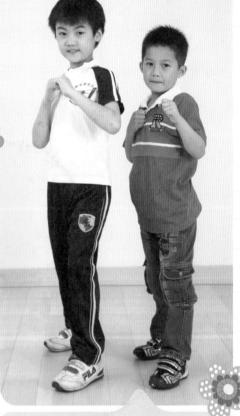

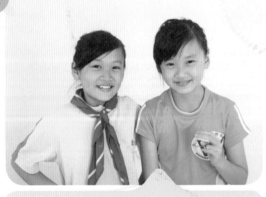

* 生肖瘦瘦舞動作示範
　（左）**張芮甄 Rennie**
　　　（國小三年級）
　（右）**張芸甄 Jenny**
　　　（國小四年級）

* 功夫瘦瘦拳動作示範
　（右）**何冠陞 Peter**
　　　（國小一年級）
　（左）**何昊宸 Harrison**
　　　（國小二年級）

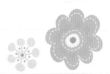

胖小子動動操！

19種有趣的減重遊戲+45道營養的健康餐，讓孩子輕鬆甩掉胖胖腿・肥肥肚

作　　者／　蕭敦仁
採訪撰稿／　半月工作室
食譜示範／　陳建國・李姿儀
企畫選書／　林小鈴
主　　編／　潘玉女

業務經理／　羅越華
行銷經理／　王維君
總 編 輯／　林小鈴
發 行 人／　何飛鵬

出　　版／　新手父母
　　　　　　台北市民生東路二段141號8樓
　　　　　　電話：（02）2500-7008　傳真：（02）2502-7676
　　　　　　E-mail：H2O@cite.com.tw　部落格：http://citeh2o.pixnet.net/blog/
發　　行／　英屬蓋曼群島商家庭傳媒股份有限公司城邦分公司
　　　　　　台北市中山區民生東路二段141號11樓
　　　　　　書虫客服服務專線：02-25007718；25007719
　　　　　　24小時傳真專線：02-25001990；25001991
　　　　　　服務時間：週一至週五上午09:30～12:00；下午13:30～17:00
　　　　　　讀者服務信箱：service@readingclub.com.tw
　　　　　　劃撥帳號／19863813；戶名：書虫股份有限公司
香港發行所／城邦（香港）出版集團有限公司
　　　　　　香港灣仔駱克道193號東超商業中心1樓
　　　　　　電話：(852)2508-6231　傳真：(852)2578-9337
　　　　　　電郵：hkcite@biznetvigator.com
馬新發行所／城邦（馬新）出版集團
　　　　　　Cité(M)Sdn. Bhd.
　　　　　　41, Jalan Radin Anum, Bandar Baru Sri Petaling,
　　　　　　57000 Kuala Lumpur, Malaysia.
　　　　　　電話：(603)90578822　傳真：(603)90576622
　　　　　　電郵：cite@cite.com.my

美術設計／　劉麗雪
封面設計／　鍾如娟
內頁繪圖／　盧宏烈
攝　　影／　子宇影像工作室・徐榕志
製版印刷／　卡樂彩色製版印刷有限公司
修訂一版／　2020年07月
定　　價／　380元
ISBN: 978-986-6379-97-0　EAN: 4717702103873

城邦讀書花園
www.cite.com.tw

國家圖書館出版品預行編目資料

孩子再這樣胖下去就糟了! / 蕭敦仁著.--修訂一
版.-- 臺北市:原水文化出版:家庭傳媒城邦
分公司發行, 2012.12
　面;　公分. -- (兒童保健室系列;10X)
ISBN 978-986-6379-97-0(平裝附數位影音光碟)

1.減重 2.兒童

411.94　　　　　　　　　　101024908